CAFÉ, TABACO E ÁLCOOL:
Seus distúrbios metabólicos e hormonais

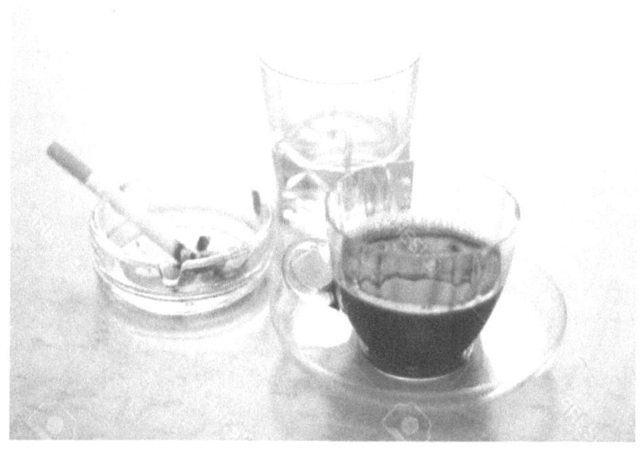

MARIO VEGA CARBÓ
Endocrinologista

Primeira edição, 2020

Aos meus avós: Ennodio, Aleida, Concepcion e Jesus
Aos meus filhos, irmãos, pais, tios, sobrinhos e primos
À minha esposa Dr. Ethel Vado Osuna mãe da minha filha Liuba Lucia
Para quem gosta de uma xícara de café pela manhã
Para aqueles que bebem uma cerveja ou um copo de vinho em um feriado
Para aqueles que estão pendentes deixando o mau hábito de fumar ou beber álcool

Tabela de conteúdos

Introdução

Café, tabaco e álcool: ***seus distúrbios metabólicos e hormonais***

Um medicamento é entendido como qualquer substância que tenha a capacidade de atuar no sistema nervoso e criar dependência para o consumo repetido. Essa definição muito formal é normalmente associada a substâncias de trânsito e viciados; no entanto, existem drogas em seu ambiente imediato e é muito provável que você entre em contato com elas diariamente.

Café, tabaco ou cigarros e álcool são drogas “macias” aceitas em nossa sociedade, por isso não julgamos o fato de que todas as manhãs começamos o dia com uma xícara de café ou em uma festa que bebemos álcool até perder a consciência .

Essas drogas "leves" não são tão viciantes quanto as drogas "pesadas", que além de causar uma forte dependência alteram nosso corpo, mas podem causar danos, talvez não tão rapidamente quanto acontece com as drogas pesadas que também são proibidas, mas Seu efeito a longo prazo é preocupante, dado o alto consumo em nossas vidas diárias.

A seguir, analisaremos em geral o impacto que o álcool, o tabaco e o café podem ter na saúde e, em seguida, focaremos nos efeitos metabólicos e hormonais que eles desencadeiam para finalmente delinear as recomendações aplicadas ao seu consumo.

Chegou a hora de sabermos quão bem ou mal nossos hábitos de consumo afetam nossa saúde, que é nosso principal tesouro.

Dr. Mario Vega Carbó
Endocrinologista

Parte I. Drogas leves e saúde

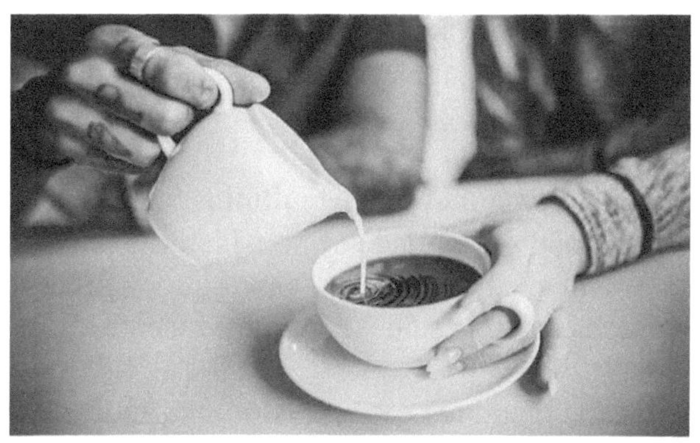

Capítulo 1. Café e Saúde

O café é uma das bebidas mais consumidas no mundo; de fato, sua produção anual, segundo dados da Organização Internacional do Café, foi de 168,09 milhões de sacas de 60 kg para o ano de 2018 (1).

Essa é a reputação do café, que conhecemos muito poucas pessoas que não o bebem regularmente, mas sua popularidade não é uma indicação inequívoca de que é saudável, é uma afirmação muito difícil de manter, mesmo quando existem milhares de estudos que tentam alcançar Apenas uma verdade.

Por um lado, o café parece ter múltiplos benefícios em cada grão, o que pode ser verdade se considerarmos a quantidade de antioxidantes que possui e, por outro, parece que em certas pessoas sua ingestão é contraproducente.

É difícil para qualquer especialista em saúde dizer a um paciente "sim, continue tomando café como sempre" ou "lute contra o hábito e não beba uma única gota" principalmente porque existem muitos casos e informações sobre ele.

O café age de várias maneiras em nosso corpo, por exemplo, a cafeína, que é um bloco psicoativo da adenosina, causa o aumento de outras substâncias como dopamina ou norepinefrina e manifesta na pessoa mais energia, um humor melhor. , maior memória e menor tempo de reação aos estímulos.

Apesar de seu nome, a cafeína não é encontrada apenas no café, no chá, no cacau e nozes com cola, também contém essa substância em maior ou menor grau e seus efeitos são os mesmos em qualquer caso.

Quando a cafeína é ingerida, é absorvida e passa rapidamente para o cérebro, não se acumula na corrente sanguínea ou é armazenada em qualquer parte do corpo, pois é expelida pela micção muitas horas depois.

Uma xícara de café contém riboflavina, mais conhecida como vitamina B2, ácido pantotênico, manganês, magnésio, potássio e niacina, além de vários antioxidantes, como ácido clorogênico, ácido cafeico, ácido ferúlico e ácido cumarico, que combatem a ação de Radicais livres

A cafeína não representa uma necessidade nutricional, apesar dos supostos benefícios, no entanto, se você pensar nos efeitos que ela causa no corpo, encontra-se o seguinte:

A ingestão de mais de 400 mg de cafeína diariamente causa enxaquecas e dor de cabeça. Além disso, essa substância nos mantém muito ativos, por isso estamos propensos a sentir ansiedade, irritabilidade ou nervosismo, quando ingeridos no final da tarde ou à noite, gera Insônia e dificuldade para dormir e descansar.

Os ácidos presentes no café podem causar irritação no estômago e no intestino; na verdade, é recomendável não ingeri-lo quando um paciente sofre de gastrite, úlcera ou estômago sensível.

A ingestão de café também pode afetar os rins, levando ao aparecimento de pedras, afetar a fixação de cálcio no corpo e aumentar a sensação de calor durante a menopausa, também gera sintomas de abstinência quando ingerido com frequência e de repente suspenso.
O café parece ter tantos benefícios quanto efeitos nocivos, por isso é difícil decidir se é uma bebida saudável ou não. Neste livro, pretendemos analisar a bibliografia mais recente aplicada a casos específicos, por exemplo, o efeito

que ela pode ter sobre pessoas com distúrbios sexuais, metabólicos e hormonais, além disso, se a própria bebida puder atuar como promotora de patologias desse tipo em pessoas saudáveis

Bibliografía.

(1) Organização Internacional do Café (2018) Anuário da OIC 2017/18. Disponível em: http://www.ico.org/documents/cy2018-19/annual-review-2017-18-c.pdf

Capítulo 2. Tabaco e Saúde

O tabaco, diferentemente do café, não deixa muita confusão sobre se tem ou não algum benefício em mantê-lo como um hábito, porque mesmo as mesmas empresas produtoras de cigarros alertam sobre os efeitos nocivos do consumo prolongado na saúde.

Uma unidade de tabaco pesa aproximadamente um grama e contém mais de 7.000 produtos químicos, dos quais 250 são conhecidos por serem prejudiciais à saúde e desses 250, cerca de 69 são cancerígenos.

Aminas aromáticas, formaldeído, cromo, cádmio, benzeno, berílio e níquel são substâncias detonantes para o câncer e algumas estão presentes no ambiente, mas todas são encontradas em todos os cigarros fumados.

Por isso, não surpreende que o tabagismo seja a principal causa de morte prematura no mundo. Somente nos Estados Unidos, esse hábito e exposição à fumaça geram 480.000 mortes, das quais 39% são devidas a doenças cardíacas, 36% a câncer de vários tipos e 24% a doenças pulmonares, de acordo com um relatório do Departamento de Saúde e Serviços Humanos dos EUA UU fabricado em 2014 (2).

Além disso, existe nicotina, um componente químico altamente viciante e é o que produz isso, apesar de ser tão prejudicial, é tão difícil parar de fumar. Você pode comparar a dependência da nicotina com o vício produzido por algumas drogas pesadas, como cocaína e heroína.

Naturalmente, uma planta de tabaco contém nicotina, mas as empresas produtoras são responsáveis por tornar essa concentração mais forte, para que seja suficiente criar e manter o vício nos consumidores. Em alguns países, a legislação nacional impede a fabricação desses produtos.

Quando uma pessoa acende um cigarro e o leva à boca, a nicotina atinge a corrente sanguínea, enquanto atravessa o revestimento da boca e dos pulmões, quando chega ao cérebro em questão de segundos. Uma quantidade maior da substância é absorvida com bocas freqüentes e profundas.

Mas, como vimos, a nicotina apenas cumpre seu papel de criar dependência, os efeitos tóxicos vêm das outras 250 substâncias presentes nesse grama de produto e os efeitos que eles têm são realmente impressionantes.

O fumo danifica quase todo o corpo, afeta cada órgão e sistema, o que diminui a saúde geral da pessoa e aumenta as chances de sofrer de câncer no fígado, pâncreas, estômago, colo do útero, cólon, esôfago, boca, bexiga e leucemia mielóide aguda.

Além disso, também causa doenças cardíacas, derrames, mais conhecidos como derrames, aneurismas da aorta, doença pulmonar obstrutiva crônica (DPOC), artrite reumatóide, osteoporose, diabetes e exacerba os sintomas da asma.

Em uma mulher em idade reprodutiva, o tabagismo reduz as chances de gravidez, aumenta o risco de aborto espontâneo, gravidez ectópica e parto prematuro. No bebê, as consequências podem ser baixo peso ao nascer, fenda labial, síndrome da morte súbita do bebê e fenda palatina.

A fumaça do cigarro é um tipo de veneno capaz de permanecer em qualquer parte do corpo e, uma vez lá, causa danos às vezes irreversíveis, mesmo que não sejamos fumantes. Isso é conhecido como tabagismo passivo ou passivo e é uma combinação entre fumaça de combustão de cigarro e expiração de fumantes.

A inalação constante dessa fumaça produz aproximadamente 7.300 mortes por ano por câncer de pulmão nos Estados Unidos e apenas morar com um fumante aumenta a possibilidade de contrair essa doença em 20 a 30%.

A presença de fumaça de tabaco no ambiente irrita o trato respiratório e tem efeitos nocivos imediatos no coração e nos vasos sanguíneos da pessoa, aumenta o risco de doença cardíaca em até 25 a 30% e um derrame mesmo em 20%

Em geral, a mortalidade entre fumantes é quase três vezes maior do que em pessoas que nunca fumaram e sua qualidade de vida diminui drasticamente, o que será evidenciado nas próximas páginas que refletirão os efeitos hormonais desse hábito comum e prejudicial.

Bibliografía.

(2) Departamento de Saúde e Serviços Humanos dos EUA. UU (2014) As consequências para a saúde do tabagismo: 50 anos de progresso. Disponível em: https://www.hhs.gov/surgeongeneral/reports-and-publications/tobacco/index.html

Capítulo 3. Álcool e Saúde

O álcool, como o café, é uma bebida muito antiga. Os romanos, egípcios e gregos tinham seus próprios métodos para fabricá-lo e armazená-lo; portanto, não é uma substância nova em nossa sociedade, nem os efeitos que ela tem sobre o organismo.

A dose exata com a qual uma pessoa pode atingir um estado de embriaguez varia de acordo com diferentes fatores, como idade, sexo, alimentação, estado de saúde, exposição a medicamentos, tipo de bebida consumida e costume da pessoa que bebe com No entanto, com mais frequência você pode passar um tempo mais sóbrio, mas isso não significa que você é mais saudável.

Em geral, o consumo excessivo de álcool em um homem adulto é considerado superior a quinze (15) bebidas semanais e em uma mulher excede oito (8), com uma bebida como 12 onças ou 355 mililitros de cerveja, 5 onças ou 148 mililitros de vinho e 1 1/2 onças ou 44 mililitros de licor.

Comparado ao café e ao cigarro, o álcool é mais problemático para quem consome e até para quem o rodeia, uma vez que o julgamento de uma pessoa é manchado quando está sob a influência do álcool e é capaz de agir do que em outras circunstâncias. Ele dificilmente atingia, por exemplo, alguém que mal falava com ele.

Em geral, o núcleo familiar é o mais afetado quando um dos membros tem problemas com alcoolismo, pois resulta em violência doméstica, estupros, agressões sexuais e acidentes de todos os tipos, como afogamentos, quedas e até suicídio.

As crianças que crescem em uma casa com pais alcoólatras experimentam ansiedade constante, estresse, baixo desempenho escolar e são mais propensas a ter um problema de casamento na idade adulta, devido aos padrões comportamentais observados nos pais.

No nível da saúde, as bebidas alcoólicas também causam estragos no corpo desde a primeira ingestão, mas os efeitos mais fortes são evidentes ao longo do tempo, especialmente se a pessoa tem problemas cardíacos ou hipertensão.

Beber álcool freqüentemente aumenta as chances de sofrer inflamação e danos ao pâncreas, um órgão que secreta substâncias importantes para o metabolismo, também causa danos no fígado, que em alguns pacientes acarreta complicações e, eventualmente, a morte.

Da mesma forma, o álcool aumenta as chances de sofrer de câncer de esôfago, fígado, cólon, pescoço e seios e gera desnutrição porque os nutrientes essenciais são substituídos pelas "calorias vazias" das bebidas alcoólicas, pela hiper-excreção de vitaminas, pela má absorção de nutrientes. Nutrientes ou efeito do etanol perse. Em geral, as vitaminas B são as que mais sofrem com deficiências.

Uma mulher grávida que consome álcool expõe o bebê a sofrer da síndrome alcoólica fetal, que inclui crescimento deficiente e desenvolvimento muscular deficiente antes do nascimento e problemas de visão, hiperatividade, nervosismo e déficit de atenção na criança.

O cérebro de uma pessoa alcoólatra é exposto à perda de neurônios e, portanto, à capacidade de memória e raciocínio. Também afeta os nervos e a pessoa sente dormência e formigamento nas extremidades, problema de ereção e gotejamento ao urinar.

De acordo com um relatório publicado pela Organização Mundial da Saúde (OMS) em 2016, mais de 3 milhões de pessoas morreram devido ao consumo excessivo de álcool, o que significa que 1 em cada 20 mortes naquele ano foram devidas ao alcoolismo (3)

Este relatório indica que três quartos dessas mortes correspondem ao sexo masculino e que, em geral, pode ser considerado 5% da morbidade no mundo, o que é um fato lamentável se for considerado que não há necessidade real de álcool .

Com todas essas informações, estamos prontos para aprofundar os distúrbios metabólicos e hormonais produzidos pelo café, tabaco e álcool em nosso corpo, o que, afinal, é o objetivo final deste livro.

Bibliografía.

(3) Organização Mundial da Saúde (2016) Relatório da Situação Mundial sobre Álcool e Saúde 2016 Disponível em:
https://www.who.int/substance_abuse/publications/global_alcohol_report/msbgsru profiles.pdf

Parte II. Distúrbios metabólicos

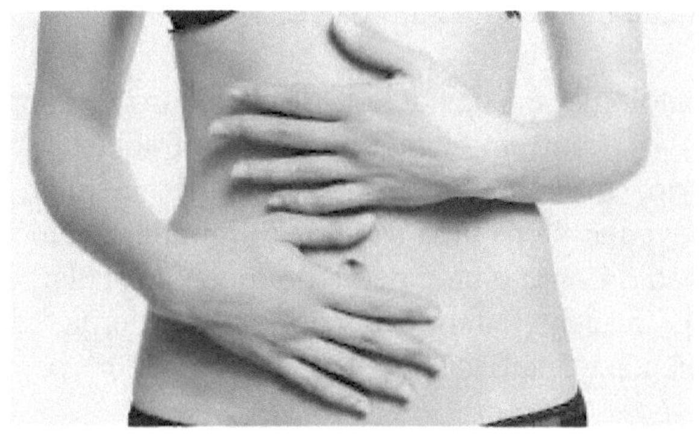

Capítulo 4. Sarcopenia

A palavra “sarcopenia” vem do grego *sarx*, que significa “carne” e *pênis*, que significa “pobreza ou escassez”, ou seja, escassez de carne e é exatamente isso que acontece na pessoa afetada pela doença, com o curso da O tempo perde o tônus muscular.

A sarcopenia é uma doença progressiva e generalizada que ocorre no músculo esquelético e é caracterizada por uma diminuição na força e na massa muscular, causando uma diminuição no desempenho físico.

Essa patologia é considerada uma síndrome geriátrica e aqueles que sofrem dela apresentam fraqueza, perda de equilíbrio, dificuldade em realizar movimentos simples, como levantar-se de uma cadeira e diminuir a velocidade da caminhada. Como é uma perda do tônus muscular, é normal que o paciente também apresente perda de peso injustificada e aparência doente.

A qualidade de vida de uma pessoa com sarcopenia não é a mesma de outras pessoas idosas cuja perda de massa muscular não é tão acentuada, por exemplo, idosos doentes necessitam de mais assistência, cuidados e são mais propensos a acidentes.

Como todos os idosos experimentam uma perda geral de músculo em maior ou menor grau, é difícil estabelecer a prevalência de sarcopenia; portanto, a maioria dos pesquisadores considera uma perda muscular intensa o suficiente para produzir sintomas.

Assim, em um estudo realizado no Novo México (4), um grupo de cientistas analisou 833 idosos selecionados aleatoriamente e verificou-se que o sexo feminino geralmente é mais afetado e que a doença aumenta o risco de incapacidade de 3 para 4. Às vezes, independentemente do peso, raça e status socioeconômico da pessoa.

O que causa sarcopenia?

A medicina e a ciência não conseguiram encontrar as causas exatas da sarcopenia, mas vários fatores que influenciam significativamente os sintomas e estão associados ao envelhecimento são conhecidos, por exemplo, inatividade e sedentarismo, a redução dos neurônios que controlam movimento e mudanças na maneira como o corpo gerencia a formação e atrofia dos músculos.

As alterações hormonais e genéticas também desempenham um papel importante no aparecimento da doença, assim como certas patologias endócrinas, como resistência à insulina e doenças crônicas associadas a processos inflamatórios.

Tabagismo e perda de massa muscular

Dos três produtos que vimos no início do livro, o tabaco parece ter um papel importante no desenvolvimento da sarcopenia, como evidenciado por um estudo realizado pela Universidade de Nottingham e pela Universidade de Copenhague, na Dinamarca (5).

A investigação envolveu dezesseis idosos, homens e mulheres e com idades próximas a 60 anos. Para selecioná-los, seus estilos de vida eram semelhantes e todos se consideravam saudáveis; com esses parâmetros, o grupo foi dividido em dois, o primeiro composto por não fumantes e o segundo por pessoas que haviam fumado pelo menos um maço de 20 cigarros por dia por pelo menos 20 anos.

Os cientistas pretendiam medir a síntese de proteínas musculares para que cada participante recebesse uma infusão intravenosa com um aminoácido e um dos componentes básicos da proteína rotulados. Eles coletaram amostras musculares antes e após a infusão e descobriram que a taxa de síntese protéica muscular, que contribui para a manutenção diária da massa muscular, era significativamente menor nos fumantes do que nos não fumantes.

Em outro teste realizado no mesmo estudo, verificou-se que as quantidades de miostatina, que é um inibidor do crescimento muscular e a enzima MAFbx, responsável pela degradação das proteínas musculares, foram maiores em fumantes do que em não fumantes. Isso serviu para demonstrar que os fumantes têm uma síntese muito mais lenta de proteínas musculares e, portanto, uma deterioração muscular acelerada, promovendo assim o aparecimento de sarcopenia ao atingir a idade dos adultos mais velhos.

Bibliografía.

(4) Baumgartner RN, Koehler KM, Gallagher D et al. Epidemiologia da sarcopenia entre idosos no Novo México. Am J Epidemiol 1998; 147: 755-763.Disponível em: https://www.ncbi.nlm.nih.gov/pubmed/9554417

(5) Michael Rennie (2007) Mais força para o argumento de deixar de fumar.Disponível em: https://www.eurekalert.org/pub_releases/2007-07/uon-mmf070907.php

Capítulo 5. Doença celíaca

A doença celíaca, também conhecida como doença celíaca ou enteropatia sensível ao glúten, é uma condição do sistema imunológico onde os principais danos ocorrem no intestino delgado. As pessoas afetadas não toleram glúten e, quando ingeridas, seu sistema imunológico responde atacando a mucosa intestinal.

O glúten é uma proteína que está presente no trigo, aveia, cevada e centeio, mas também pode ser encontrada em vitaminas, suplementos, produtos para cabelos e pele, creme dental e bálsamos para lábios. Um paciente celíaco deve reduzir o contato com todos esses produtos e seguir uma dieta rigorosa para evitar sintomas, pois é uma patologia que não tem cura.

Como o intestino delgado é o principal afetado pela doença celíaca, a absorção de nutrientes, vitaminas e minerais contidos nos alimentos é alterada e a pessoa pode experimentar desnutrição, mesmo se comer de maneira saudável.

Qual é a origem da doença celíaca?

Pesquisas realizadas nos últimos anos sugerem que a doença celíaca é um problema genético, podendo surgir em qualquer idade e apresentar sintomas muito variados, mas não se sabe exatamente o que a desencadeia.

Em todo o mundo, aproximadamente um terço da população possui genes que os predispõem a sofrer da doença e as chances aumentam de 10 a 20% nos parentes próximos de uma pessoa celíaca.

Nos países ocidentais, cerca de 1% da população tem doença celíaca, enquanto na Espanha a prevalência varia de 0,014% na população infantil e 0,006% na população adulta, ou seja, cerca de 500.000 pessoas podem ser afetadas, mas 70% deles ignoram completamente.

Cada paciente manifesta a doença celíaca de maneira diferente, mas na maioria dos sintomas ela se manifesta no sistema digestivo através de dor abdominal e diarréia. Em outros casos, especialmente quando se trata de crianças, pode ocorrer irritabilidade e depressão.

Em alguns pacientes, os sintomas demoram a aparecer ou são confundidos com outras patologias, isso ocorre, por exemplo, quando a pessoa sofre de déficit de ácido fólico, vitamina K ou ferro, osteoporose, dermatite serpentiforme e crescimento deficiente em crianças.

A ingestão de álcool, café e doença celíaca

Um paciente celíaco não está proibido de consumir todas as bebidas alcoólicas, uma vez que se supõe que nem todas elas contêm proteína de glúten. A cerveja, produzida a partir de cevada, é um produto que a pessoa deve evitar a todo custo.

Por exemplo: o vinho é considerado uma bebida alcoólica segura para uma pessoa celíaca, mas, dependendo do seu processamento, pode ser contaminado com traços de glúten e causar sintomas. Isso acontece com muitos alimentos e suspeita-se que isso também ocorra com o café.

O café pode afetar um celíaco de duas maneiras diferentes, a primeira é através da contaminação durante a moagem e a segunda é através de um efeito de reação cruzada.

Em um artigo publicado na revista digital The Healthy home Economist (6), foi argumentado que as proteínas de outros alimentos às vezes podem reagir de maneira cruzada com anticorpos contra o glúten, assim como acontece em pessoas com alergia ao amendoim que Eles reagem à soja. Parece que o café tem esse efeito em alguns celíacos.

O café processado é aquele que causa a reação mais grave de todas e pode desencadear os sintomas mesmo quando a pessoa está em uma dieta rigorosa, isso ocorre porque a proteína presente no café é interpretada pelo organismo como glúten.

Esse tipo de reação cruzada não é o mais comum, mas é um dos mais fortes. Também é um preço alto a pagar por uma bebida cujo valor nutricional não aparece como uma necessidade.

Bibliografía.

(6) Sarah Pope MGA (2019) Sensibilidade ao café e ao glúten: os Twain nunca se encontrarão?Disponível em: https://www.thehealthyhomeeconomist.com/coffee-and-gluten-sensitivity-never-the-twain-shall-meet/

Capítulo 6. Hipercolesterolemia

Hipercolesterolemia ou colesterol alto é uma condição na qual os níveis de colesterol no sangue estão acima do normal. A pessoa não apresenta sintomas, mas a principal consequência é o desenvolvimento de arteriosclerose precoce e infarto do miocárdio.

Compreender a hipercolesterolemia e o efeito que o álcool e o café exercem sobre ela é um pouco complexo e requer uma identificação básica do papel do colesterol no corpo, trataremos disso neste capítulo.

O colesterol é uma substância considerada gordura encontrada naturalmente em nosso corpo, faz parte da membrana celular e de diferentes hormônios. Como as gorduras não são solúveis em água, elas são transportadas no sangue por meio de lipoproteínas de diferentes tipos.

Assim, encontramos o colesterol LDL que viaja nas lipoproteínas de baixa densidade e, se for muito alto, tende a se depositar nas paredes das artérias, formando placas. O colesterol-HDL é transportado em lipoproteínas de alta densidade e é responsável pela coleta de colesterol dos tecidos e artérias periféricas para transferi-lo para o fígado e eliminá-lo pela bile nas fezes.

Após a ingestão de alimentos, o corpo transforma as calorias que não usamos em triglicerídeos, que é outra maneira de acumular gordura, mas agora na forma de reservas de energia que serão usadas em períodos de jejum prolongado.

Colesterol e triglicerídeos não são os únicos lipídios existentes, mas são os que são levados em consideração para a realização de um perfil ou painel lipídico. Quando se diz que uma pessoa tem hipercolesterolemia, isso se deve a um aumento do colesterol LDL ou colesterol "ruim".

Quais são as causas da hipercolesterolemia?

Pensa-se que a hipercolesterolemia se deve a fatores genéticos, uma vez que o colesterol é controlado por um grande número de genes transmitidos de pais para filhos, mas essa tendência familiar pode piorar se uma dieta rica em gordura for realizada, se você sofre de obesidade ou Se você faz pouco exercício físico.

Existem algumas doenças genéticas específicas causadas por certas mutações que produzem níveis muito altos de colesterol, como hipercolesterolemia familiar e hiperlipemia combinada familiar, mas esses são casos específicos.

Café e colesterol. Sua preparação influencia?

Sabemos que o café não se destaca por suas qualidades nutricionais; na verdade, ele quase não possui calorias e seu conteúdo em proteínas, gorduras e carboidratos é praticamente nulo, mas contém duas substâncias que aumentam os níveis de colesterol no sangue.

O cafestol e o kahweol são lipídios presentes no óleo derivado dos grãos de café de maneira variável de acordo com a apresentação e são transferidos para a bebida em maior ou menor quantidade, dependendo do método de preparação escolhido.

Os grãos de café arábica contêm cafestol e kahweol em uma proporção maior, enquanto os grãos robusta contêm metade do cafestol e pouco kahweol em comparação e, de acordo com vários estudos, o cafestol aumenta o colesterol no sangue mais do que o kahweol (7), mas os mecanismos das ações geradas não são totalmente conhecidas.

Ambos os componentes são extraídos com água quente, mas são retidos no filtro de papel em mais de 50%, para que não passem completamente para a bebida. Esse efeito ocorre apenas em filtros de papel, os filtros de tecido não retêm uma grande quantidade desses lipídios e, portanto, teriam maior influência na ocorrência de hipercolesterolemia.

Álcool e colesterol no sangue

As bebidas alcoólicas têm calorias, mas elas não podem ser consideradas um fator muito influente no aumento do colesterol no sangue; de fato, vários estudos consideram que o álcool é benéfico para evitar problemas arteriais.

Uma das explicações é que o etanol, presente em qualquer bebida alcoólica, aumenta a concentração de apolipoproteína A (apoA), que é um composto responsável pelo transporte de colesterol "bom" ou colesterol HDL. Isso causa uma diminuição nos níveis de LDL no sangue.

Muitos testes ainda são necessários para provar essa suposição e excluir outros fatores que podem ser responsáveis por essa reação. Por enquanto, médicos e cientistas lembram que mesmo o consumo de bebidas alcoólicas em quantidades moderadas tem mais riscos que benefícios, principalmente em pessoas com histórico familiar e que já tiveram níveis elevados de colesterol em outros momentos.

Bibliografía.

(7) Gross G, Jaccaud E, Huggett AC. Análise do conteúdo dos diterpenos cafestol e kahweol em cervejas de café. Food Chem Toxicol 1997; 35: 547-554.

Capítulo 7. Hipertrigliceridemia

A hipertrigliceridemia é uma condição caracterizada pelo excesso de triglicerídeos no sangue. A maioria dos pacientes não apresenta sintomas, a menos que a pancreatite se desenvolva, mas é um efeito colateral que não ocorre em todos os casos.

Atualmente, os triglicerídeos elevados são uma condição generalizada devido aos maus hábitos alimentares e à vida sedentária imposta pelo estilo de vida da nossa sociedade, onde leva muito tempo no trabalho e é dada preferência a alimentos industriais ricos em gordura.

Na mesma pessoa, os níveis de triglicerídeos variam com a idade, mas um valor inferior a 150 mg / dL é considerado normal e saudável. Quando esse valor é excedido, a pessoa corre um risco maior de sofrer de doença cardíaca coronária.

Em um estudo envolvendo milhares de pacientes (8), concluiu-se que um aumento de 1 mmol / l de triglicerídeos aumenta o risco de doença cardiovascular em aproximadamente 32% nos homens e 76% nas mulheres. Se estivéssemos cientes desse efeito, talvez tomássemos medidas preventivas mais rigorosas

.

Por que hipertrigliceridemia?

Quando alguns alimentos são ingeridos e as necessidades calóricas do corpo são cobertas, o fígado produz triglicerídeos, que também podem se tornar colesterol quando certas vias metabólicas são ativadas.

Quando você come, a gordura dos alimentos é digerida e os triglicerídeos são liberados na corrente sanguínea para serem usados durante as atividades ou para manter funções vitais. A parte que não é usada é armazenada como gordura e o excesso é refletido no sangue, mas existem outras maneiras de desenvolver hipertrigliceridemia.

Pessoas com sobrepeso, por exemplo, têm mais calorias convertidas em colesterol e triglicerídeos, o que as torna mais propensas a desenvolver a doença. Tal como acontece com pessoas que consomem contraceptivos orais e certos esteróides, mesmo que mantenham uma dieta saudável.

Uma doença hepática ou renal, certas condições metabólicas, como hipotireoidismo ou diabetes e genética, também aumentam muito a probabilidade de sofrer hipertrigliceridemia.

Dos nossos três produtos a serem analisados no livro, café e álcool influenciam o aumento de triglicerídeos. O café, como visto no capítulo anterior, contém duas substâncias capazes de modificar o perfil lipídico de uma pessoa, o álcool, por outro lado, faz com que o fígado produza mais triglicerídeos, o que, por sua vez, limita a eliminação de gordura da corrente sanguínea.

Álcool e altos níveis de triglicerídeos

A ingestão de bebidas alcoólicas em grandes quantidades afeta diretamente os níveis de colesterol "ruim" ou LDL, devido à dificuldade do organismo em metabolizar o álcool, ou seja, o fígado não é capaz de absorvê-lo rapidamente e eliminá-lo.

A fraca absorção e eliminação de álcool leva a um acúmulo no sangue e esses níveis elevados podem causar danos ao fígado, bem como ao cérebro e ao coração. A taxa de metabolização varia de acordo com a concentração de álcool que a pessoa já possui, a saúde do fígado e a capacidade do corpo, que diminui com o passar do tempo.

Até certa dose, o álcool pode aumentar o colesterol HDL ou o colesterol "bom", mas, além de uma ingestão moderada, aumenta os níveis de LDL. Isso ocorre porque algumas bebidas alcoólicas contêm compostos fenólicos e taninos, que atuam como um cardioprotetor.

Outro efeito do álcool é que sua ingestão excessiva faz com que o corpo absorva nutrientes secundários, fazendo com que o colesterol não se degrade ou seja eliminado e se acumule nos tecidos arteriais, impedindo a circulação sanguínea no coração e no cérebro.

Em conclusão, o álcool aumenta o colesterol e afeta nossa saúde de maneira importante; portanto, eles devem ser consumidos com moderação, se tivermos ótima saúde e evitados a todo custo, se estivermos propensos a doenças.

Bibliografía.

(8) Hokanson, John E, Austin, Melissa A (1996). O nível de triglicerídeos plasmáticos é um fator de risco para doença cardiovascular, independentemente do nível de colesterol das lipoproteínas de alta densidade: uma metaanálise de estudos prospectivos populacionais. Journal of cardiovascular risk (SAGE Publications) 3 (2): 213-219.

Capítulo 8. Obesidade adulta

Sobrepeso e obesidade são distúrbios nos quais há um acúmulo anormal ou excessivo de gordura no corpo. Para adultos, a Organização Mundial de Saúde (OMS) define que uma pessoa está acima do peso quando seu índice de massa corporal (IMC) é igual ou superior a 25 e é obeso quando excede 30%.

A obesidade hoje é quase uma pandemia. Somente nos últimos quarenta anos sua prevalência triplicou e é responsável por doenças cardiovasculares, diabetes, osteoartrite e próstata, fígado, vesícula biliar e câncer endometrial.

Em 2014, foi realizado um estudo na Espanha (9), no qual se constatou que 39,3% dos adultos deste país estão com sobrepeso e 21,6% são obesos. A prevalência de obesidade abdominal foi de 43,3% em mulheres e 23,3% em homens.

A causa dessa condição é muito simples, mas tem grandes implicações em nosso estilo de vida atual. Globalmente, uma alta ingestão calórica de gorduras e alimentos processados é mais frequente, enquanto a atividade física foi significativamente reduzida devido ao horário de trabalho, métodos de transporte e construção urbana.

Como resultado dessa mudança em nossos hábitos, é gerado um desequilíbrio energético entre o que consumimos e o que nosso corpo gasta, e como vimos anteriormente, a energia que não é usada é armazenada no tecido por longos períodos de jejum, mas no nosso caso Eles não aparecem e essas reservas permanecem conosco e crescem.

Álcool e excesso de peso

As pessoas que bebem álcool com alguma regularidade podem afirmar que o contorno da cintura aumenta durante as estações em que abusam da bebida; esse é um efeito conhecido por todos; o que mais ignora é que esse efeito a longo prazo é um precursor da obesidade

De acordo com um estudo europeu sobre câncer e nutrição (10), o consumo de álcool ao longo da vida em homens e mulheres produz adiposidade abdominal e um aumento significativo na circunferência da cintura, mas também nos homens causa obesidade com um aumento na taxa de massa corporal

Para provar isso, os pesquisadores acompanharam 258.177 indivíduos por nove anos, com idades entre 25 e 70 anos e cobriram dez países europeus. Em uma segunda parte da investigação, eles tentaram separar a influência entre álcool e cerveja descobrindo o seguinte.

A cerveja tem mais influência do que o vinho no ganho de peso, mas ambos têm um papel importante na aparência e no acúmulo de gordura abdominal, especificamente, os homens que consomem mais cerveja têm um risco de 75% de acumular gordura no abdômen enquanto aqueles que consomem vinho 25%. Nas mulheres, o risco de cerveja é quase o dobro do risco de vinho.

Tabaco, álcool e obesidade

Em geral, os fumantes são magros e, no nível da medicina, o excesso de peso não foi associado ao fumo, no entanto, um estudo recente publicado pelo International Cancer Research Center indica que quanto mais quilos de excesso de peso você tem Uma pessoa idosa é a chance de fumar.

Para este estudo, marcadores genéticos foram utilizados e avaliados em cerca de 450.000 pessoas, descobrindo que a ligação entre o índice de massa corporal e a exposição ao tabaco pode ser devida a bases biológicas comuns em comportamentos aditivos, como dependência de nicotina e aumento da ingestão calórica.

Este estudo foi realizado como uma maneira de prevenir a incidência mundial de câncer, mas, para nós, serve como um incentivo para revisar nossos comportamentos associados à comida e, principalmente, aos produtos que tratamos neste livro, o que pode levar a uma difícil dependência de terminar

Bibliografía.

(9) Javier Aranceta-Bartrina, Carmen Pérez-Rodrigo, Goiuri Alberdi-Aresti, Natalia Ramos-Carrera e Sonia Lázaro-Masedo (2014) Prevalência de obesidade geral e obesidade abdominal na população adulta espanhola. Rev Esp Cardiol.2016;69(6):579–587

(10) MM Bergmann (2011) A associação do uso de álcool ao longo da vida com medidas de adiposidade abdominal e geral em uma coorte europeia em larga escala. European Journal of Clinical Nutrition, outubro de 2011.

(11) Cancer Research UK (2019) As pessoas obesas superam o número de fumantes por dois. Science Daily Tenha em: www.sciencedaily.com/releases/2019/07/190702211335.htm

Capítulo 9. Síndrome Metabólica

Originalmente conhecida como síndrome X, a síndrome metabólica é um conjunto de distúrbios que ocorrem ao mesmo tempo e aumentam o risco de doenças cardíacas, derrame e diabetes tipo 2.

A síndrome metabólica não é uma doença, é uma condição na qual a pessoa manifesta um aumento na pressão sanguínea, altos níveis de açúcar no sangue, excesso de gordura corporal na cintura e níveis anormais de colesterol.

Ter apenas um desses distúrbios não significa que você tem a síndrome e que, eventualmente, o restante dos sintomas se desenvolverá, no nível diagnóstico, considera-se que a pessoa tem síndrome metabólica quando há mais de dois dos problemas mencionados ao mesmo tempo.

Até alguns anos atrás, níveis elevados de colesterol e açúcar estavam associados exclusivamente à idade adulta, mas a verdade é que hoje crianças e adolescentes têm esses problemas no corpo e são propensos a desenvolver a síndrome cada 10 possui e mais de um terço dos adolescentes obesos.

Quais são as causas desse distúrbio?

A ciência considera que sobrepeso, obesidade e falta de atividade física são os principais responsáveis pelo desenvolvimento da síndrome metabólica, além de uma condição chamada resistência à insulina.

Quando uma pessoa sofre de resistência à insulina, seu corpo não pode tirar proveito desse hormônio e, portanto, o açúcar gerado durante a digestão não entra nas células para ser usado como combustível, então altos níveis de açúcar no sangue aparecem.

A predisposição genética também desempenha um papel importante, aqueles que têm uma tendência genética ao colesterol alto e à pressão alta têm maior probabilidade de desenvolver o distúrbio.

Em crianças e adolescentes, as causas mudam dependendo dos processos naturais do seu corpo, acredita-se que a gordura corporal e a hipertensão possam ser afetadas pelo hormônio do crescimento.

Tabaco, álcool, café e síndrome metabólica

Estamos diante de um distúrbio que pode ser causado pelo consumo excessivo de tabaco, álcool e café, como veremos ao analisar as próximas três investigações conduzidas sob três condições diferentes.

Na revista digital Circulation (12), foi publicado um estudo realizado na população adolescente dos Estados Unidos, onde foi demonstrado que a exposição à fumaça do tabaco aumenta o risco de menores desenvolverem o distúrbio metabólico, sejam eles fumantes diretos como passivo

Os pesquisadores foram a diferentes centros médicos e analisaram o sangue de 2.273 indivíduos de 12 a 19 anos para obter um composto derivado da nicotina chamado cotinina, também avaliaram se havia fumantes em seu ambiente e se eles próprios tinham ou não o hábito de fumar.

Os resultados mostraram que de todos os jovens que desenvolveram a síndrome, 1,2% não haviam sido expostos à fumaça do tabaco, 5,4% eram fumantes passivos e 8,7% consumiam tabaco.

Por sua vez, faltam apenas duas doses diárias de álcool para aumentar o risco de síndrome metabólica em um homem adulto, conforme evidenciado por outro estudo realizado nos Estados Unidos (13), no qual 1.529 pessoas com idades entre 20 e 84 anos.

De acordo com os resultados desta pesquisa, aqueles que bebem excessivamente têm um risco aumentado de sofrer síndrome metabólica, especificamente quando homens ingerem duas bebidas alcoólicas diárias e mulheres uma. Aqueles que consomem álcool em grandes quantidades esporadicamente não têm maior risco de desenvolver o distúrbio.

E, finalmente, há café, uma universidade na Finlândia que estudou pacientes com diabetes tipo 1 descobriu que consumir três ou mais xícaras de café filtrado por dia representa um aumento nas chances de ter síndrome metabólica, ou seja, é mais provável que essas pessoas do que o resto da população devido ao seu estado de saúde (14).

Essa mesma pesquisa também descobriu que as pessoas com diabetes que ingeriam café em qualquer quantidade tinham maior probabilidade de desenvolver hipertensão, o que para especialistas significava uma relação entre café e síndrome metabólica.

Bibliografía.

(12) Michael Weitzman, Stephen Cook, Peggy Auinger, Todd A. Florin, Stephen Daniels, Michael Nguyen, and Jonathan P. Winickoff (2005)

Tobacco Smoke Exposure Is Associated With the Metabolic Syndrome in Adolescents. Revista Circulation. 2005; 112:862–869.

(13) Amy Z. Fan, Marcia Russell, Timothy Naimi, Yan Li, Youlian Liao, Ruth Jiles, Ali H. Mokdad(2008) Patterns of Alcohol Consumption and the Metabolic Syndrome. The Journal of Clinical Endocrinology & Metabolism, Volume 93, Issue 10, 1 October 2008, Pages 3833–3838

(14) Stutz B, Ahola AJ, Harjutsalo V, Forsblom C, y cols. Association between habitual coffee consumption and metabolic syndrome in type 1 diabetes. Nutr Metab Cardiovasc Dis. 1 Feb 2018. pii: S0939-4753(18)30046-2. doi: 10.1016/j.numecd. 2018.01.011. PMID: 29501444.

Capítulo 10. Fígado gorduroso não alcoólico

O fígado gorduroso não alcoólico é uma condição na qual há um acúmulo excessivo de gordura nas células deste órgão e não se deve ao consumo excessivo de bebidas alcoólicas.

Muitos pacientes não apresentam sintomas a princípio, mas o progresso da patologia leva a problemas graves, como esteato-hepatite não alcoólica, onde ocorre uma inflamação generalizada do fígado e, eventualmente, cicatrizes, danos irreversíveis, insuficiência e câncer.

De todas as doenças hepáticas, o fígado não alcoólico é uma das condições mais comuns; de fato, 30% da população mundial e entre 70 e 90% das pessoas com obesidade ou diabetes tipo dois são afetadas. Somente nos Estados Unidos, existem cerca de 80 a 100 milhões de pacientes.

Por que uma pessoa desenvolve um fígado gordo?

Não foi determinado exatamente por que algumas pessoas acumulam gordura no fígado e outras não, nem as causas de alguns fígados gordurosos evoluindo até a cirrose, mas sabe-se que algumas condições influenciam significativamente o aparecimento da doença por Por exemplo, digite dois diabetes.

Excesso de peso, resistência à insulina, altos níveis de colesterol, triglicerídeos altos, síndrome metabólica e pressão alta também são condições de saúde que promovem o acúmulo de gordura no fígado de uma pessoa.

Em algumas pessoas, o excesso de gordura atua como uma toxina nas células do fígado, portanto há inflamação do órgão e esteatose hepática não alcoólica, que é a forma avançada da doença.

Café pode impedir a progressão da doença

Em outros capítulos, associamos o café a um aumento no colesterol no sangue, mas quando se trata de acúmulo de gordura no fígado, essa bebida pode ter um efeito positivo, de acordo com um estudo realizado na Universidade Federico II de Nápoles (15).

Durante o estudo, os autores usaram três modelos diferentes de camundongos que foram alimentados por doze semanas com uma dieta controle, uma dieta rica em gorduras e uma dieta rica em gorduras, além de uma solução de café.

No final, eles descobriram que a dose diária de café resultou em uma melhoria nos marcadores biológicos da esteatose hepática não alcoólica em comparação com aqueles que não beberam a bebida.

O consumo de café em camundongos demonstrou uma redução na alanina aminotransferase, uma enzima cujos níveis aumentam em danos no fígado e uma diminuição na degeneração balonizante, ou seja, degeneração de hepatócitos.

Além disso, de acordo com as conclusões dos autores, o café aumenta os níveis de uma proteína chamada zonulin-1 'que diminui a permeabilidade do intestino e protege o fígado de alterações.

O consumo de álcool não é aconselhável.

Atualmente, não há informações suficientes disponíveis para aconselhar os pacientes com esta doença sobre o consumo de álcool; portanto, recomenda-se a retirada, uma vez que o consumo excessivo de pessoas com síndrome metabólica está associado a um aumento no consumo de álcool. progressão da fibrose hepática, segundo a Associação Catalã de Pacientes Hepáticos (16).

O tabaco acelera os danos em poucas semanas

Um artigo publicado na revista Hepatology (17) mostrou que em ratos obesos com fígado gorduroso o consumo constante de tabaco por quatro semanas piora a doença, gerando um mecanismo chamado estresse oxidativo, onde há uma inflamação muito poderosa.

Os cientistas queriam descobrir os danos que a exposição prolongada ao tabaco pode causar em pacientes com essa condição e concluíram que o fumo em geral produz efeitos prejudiciais sistêmicos que podem agravar qualquer doença crônica e que é mais aconselhável abandonar o hábito de ter uma melhor qualidade da vida e evitar complicações.

Bibliografía.

(15) Vitaglione P, Mazzone G, Lembo V, D'Argenio G, Rossi A, Guido M, Savoia M, Salomone F, Mennella I, De Filippis F, Ercolini D, Caporaso N, Morisco F (2019) O café evita gorduras doença hepática induzida por uma dieta rica em gordura por vias de modulação do eixo intestinal-hepático. J Nutr Sci. 2019 abr 22; 8: e15. doi: 10.1017 / jns.2019.10. eCollection 2019

(16) Associação Catalã de Pacientes do Fígado (2018) Consumo de álcool em pacientes com doença hepática crônica e tratamento. Disponível em:https://asscat-hepatitis.org/consumo-de-alcohol-

en-pacientes-con enfermedad-hepática-crónica-y-su-tratamiento/

(17) Lorenzo Azzalini, José Altamirano, Ramón Bataller (2010) O tabagismo não está associado a características histológicas específicas ou à gravidade da doença hepática gordurosa não alcoólica.Disponível em: https://aasldpubs.onlinelibrary.wiley.com/doi/abs/10.1002/hep.23749

Capítulo 11. Gota e hiperuricemia

A gota é uma forma de artrite que pode afetar qualquer pessoa, independentemente da idade ou sexo. Quando se fala em artrite, há referência à inflamação das articulações, que, ao nível da medicina, pode ter várias causas, mas no caso da gota, isso ocorre devido ao acúmulo de urato nessa área.

Um paciente afetado pela gota experimenta ataques repentinos e intensos de dor, inchaço, vermelhidão e sensibilidade nas articulações, especialmente na articulação metatarso-falangeana, localizada na base do dedão do pé. A dor geralmente é mais frequente à noite do que no resto do dia, alguns pacientes apresentam dor aguda pela manhã.

Sendo uma forma de artrite, a gota envolve a degradação da cartilagem que protege as articulações e permite que elas se movam sem problemas. Quando isso acontece, os ossos unidos pela articulação friccionam e danificam, causando dor, inflamação e rigidez.

O que causa a gota?

Quando uma pessoa sofre de gota, seu corpo acumula cristais de urato nas articulações devido aos altos níveis de ácido úrico no sangue, isso é conhecido como hiperuricemia. O corpo produz ácido úrico quebrando as purinas, uma substância que faz parte do corpo e certos alimentos, como carne e frutos do mar.

Naturalmente, o ácido úrico se dissolve no sangue e passa pelos rins para a urina para eliminação, no entanto, quando o corpo produz muito ácido ou os rins excretam uma quantidade baixa, ele se acumula e resulta em cristais de urato, que têm a forma de uma agulha e envolvem a articulação.

Dor nas articulações e inflamação podem ocorrer mesmo quando a pessoa tem níveis normais de ácido úrico, isso ocorre em 50% dos casos.

Em geral, a gota é mais comum em homens e geralmente aparece entre 30 e 50 anos, enquanto as mulheres afetadas apresentam sintomas da doença após a menopausa.

Café ajuda a prevenir a gota

Em um estudo realizado pela Universidade da Colúmbia Britânica do Canadá e pela Harvard Medical School (18), eles tentaram determinar o efeito que o café pode ter na aparência de gota em adultos e, para o alívio dos amantes desta bebida, você pode Ajude a impedir sua aparência.

Os especialistas se dedicaram a analisar os dados de uma pesquisa americana sobre saúde e nutrição realizada entre 1988 e 1994. Além disso, eles fizeram uma pesquisa com mais de 45.869 homens com idades entre 40 e 75 anos, que até essa data não apresentavam sintomas.

Cada participante respondeu a perguntas relacionadas aos seus hábitos alimentares e consumo de álcool e, ao final dos doze anos de análise, os cientistas descobriram que 757 homens desenvolveram gota e que o risco era menor naqueles que tomavam café regularmente.

De todas as pessoas analisadas, aqueles que ingeriram de quatro a cinco xícaras de café tiveram uma redução de 40% nas chances de desenvolver a doença e aqueles que ingeriram grandes quantidades de café refletiram menos níveis de ácido úrico.

Álcool, uma bebida totalmente contra-indicada

Evitar a ingestão de álcool é uma das recomendações mais freqüentes que os pacientes com gota recebem, mas ainda era questionado se o vinho poderia afetá-los, dadas as propriedades benéficas geralmente atribuídas à bebida.

Para resolver essa preocupação, um grupo de especialistas da Universidade de Boston, Estados Unidos, examinou as respostas de 724 pacientes com gota que foram acompanhados por nove anos. 78% dos participantes eram homens e tiveram que responder questionários sobre ataques de dor, medicamentos que usavam, dieta, exercício e com que frequência consumiam álcool (19).

Os resultados foram publicados no The American Journal of Medicine e indicam que o vinho é um dos piores gatilhos da dor no sexo masculino, uma vez que o consumo de um ou dois copos de vinho aumentou o risco de sofrer um ataque. % e cerveja a 75%.

Pacientes com gota que fumam podem ter um ataque cardíaco

O tabagismo é outro hábito que os pacientes são aconselhados a abandonar para não piorar os sintomas da doença, mas, de acordo com um estudo publicado na revista Arthritis & Rheumatism (20), um infarto do miocárdio também seria evitado dessa maneira.

Cada paciente com gota tem um risco relativamente pequeno de ter um ataque cardíaco associado à própria doença, mas, como é uma artrite inflamatória, o aumento do risco pode envolver uma quantidade substancial de infartos do miocárdio.

Isso se deve ao fato de o fenômeno inflamatório, juntamente com o tabagismo, aumentar as chances de danos cardiovasculares e dos 1.123 homens que desenvolveram artrite gotosa no estudo, 118 tiveram infarto agudo e comparados com participantes saudáveis.

Bibliografía.

(18) Choi HK, Willett W, Curhan G (2007) Consumo de café e risco de gota incidente em homens: uma perspectiva. Revista Arthritis Rheum. Junho de 2007; 56 (6): 2049-55.

(19) Tuhina Neogi, Clara Chen, Jingbo Niu, Christine Chaisson, David J. Hunter e Yuqing Zhang (2014) Quantidade e tipo de álcool no risco de ataques recorrentes de gota: um estudo baseado na Internet. Revista The American Journal of Medicine Volume 127, Edição 4, Páginas 311–318

(20) Shuang-Chun Liu, Lei Xia, Jin Zhang, Xue-Hong Lu, Da-Kang Hu, Hai-Tao Zhang e Hai-Jun Li (2015) Gota e risco de infarto do miocárdio: uma revisão sistemática e metanálise Estudos de Coorte. Disponível em: https://www.ncbi.nlm.nih.gov/pmc/articles/PMC4521845/

Capítulo 12. Hipertensão

A hipertensão é uma elevação contínua da pressão nas artérias. É uma doença bastante frequente que afeta aproximadamente um terço da população adulta do mundo.

No corpo, existe um limite de pressão estabelecido como normal, porque o coração deve exercer força sobre as artérias, de modo que conduza o sangue aos órgãos do corpo humano. A pressão máxima é dada durante a contração do coração e a mínima quando relaxa.

O aumento da força resulta no espessamento das artérias, o que dificulta a passagem do sangue, conhecida como aterosclerose. O risco de sofrer infarto do miocárdio, trombose cerebral ou hemorragia também aparece, mas pode ser evitado com o controle médico adequado.

Segundo dados analisados pela Sociedade Espanhola de Hipertensão, na Espanha existem mais de 14 milhões de pessoas afetadas e estima-se que aproximadamente 4 milhões delas ainda não tenham sido diagnosticadas. Nos Estados Unidos, esse número é três vezes maior e o país possui cerca de 75 milhões de hipertensos.

Por que a hipertensão se desenvolve?

As razões pelas quais uma pessoa experimenta hipertensão são desconhecidas, mas vários fatores como herança, idade, sexo, obesidade, consumo de sal de mesa, uso de alguns medicamentos e baixa atividade física influenciam algumas pessoas que sofrem da doença.

O que acontece com a ingestão sustentada de álcool?

O álcool é uma bebida que pode afetar a pressão de uma pessoa de várias maneiras, mesmo que ela seja saudável e não tenha sofrido nenhuma doença cardiovascular.

Quando mais de três bebidas consecutivas são ingeridas, o corpo aumenta temporariamente a pressão sanguínea como uma resposta natural ao álcool e, embora esses níveis diminuam com o passar das horas, o consumo repetido pode gerar aumentos ao longo prazo.

Por outro lado, aqueles que consomem muito álcool com frequência e reduzem seu consumo a moderado podem baixar a pressão arterial sistólica (contração do coração) de 2 para 4 milímetros de mercúrio (mm Hg) e a pressão diastólica (relaxamento do coração) de 1 a 2 mm Hg, no entanto, interromper abruptamente o consumo de álcool não tem um efeito benéfico.

Quando uma pessoa consome grandes quantidades de álcool de forma sustentada, deve reduzir gradualmente a quantidade que bebe dentro de duas a três semanas, pois isso aumenta imediatamente o risco de desenvolver pressão alta grave por vários dias.

Não há evidências suficientes para demonstrar uma relação positiva entre consumo de álcool e hipertensão, nem informações suficientes para determinar se o risco de sofrer da doença devido ao consumo de bebida é linear ou aumenta com o volume de ingestão. É aconselhável evitá-lo quando o paciente tiver sido diagnosticado com pré-hipertensão.

Tabagismo e hipertensão

O efeito do tabaco na pressão arterial não gera tantas variáveis e pode ser homogeneizado em uma população saudável, graças a um estudo realizado em 2004 (21), no qual foi demonstrado que fumar aumenta significativamente a pressão em uma pessoa saudável.

Esse efeito se deve principalmente ao monóxido de carbono e nicotina presentes nos cigarros, que alteram o metabolismo e aumentam o trabalho cardíaco, a coagulação e a vasoconstrição. Se tiver esse efeito em pessoas saudáveis, é evidente que o fumo é totalmente proibido nas pessoas diagnosticadas.

Café, genes e pressão alta

O café, graças à cafeína, aumenta os níveis de pressão sanguínea no corpo, como acontece quando o álcool é ingerido, mas a diferença com esta bebida é que nem todas as pessoas podem desencadear hipertensão e isso ocorre graças aos genes.

Quando o nível de cafeína no corpo é alto, a pressão arterial aumenta e enzimas especiais entram em ação que serão responsáveis por metabolizá-la e fazer com que os valores retornem aos seus valores originais. Os indivíduos que possuem o gene que sintetiza a enzima CYP1A2 têm a capacidade de metabolizar a cafeína rapidamente, mas o mesmo não ocorre naqueles que possuem a variante CYP1A2 * 1F.

Assim, este último pode sofrer alta pressão ao longo do tempo se o consumo de café for excessivo e frequente, como evidenciado pelo estudo em que se constatou que pessoas com CYP1A2 * 1F que bebem três xícaras de café por dia, Eles são 36% mais propensos a sofrer um ataque cardíaco do que aqueles que tomam apenas um.

Bibliografía.

(21) Galán Morillo, Campos Moraes e Pérez Cendón (2004) Efeitos do tabagismo na pressão arterial 24 horas. Journal of Cuban medicine, 43: 5-6. 2004

(22) Hamer Marka, Williams Emily, Vuononvirta Raisab, Gibson Leighc, Steptoe Andrew (2006) Associação entre consumo de café e marcadores de inflamação e função cardiovascular durante o estresse mental. Journal of Hypertension: November 2006 - Volume 24 - Edição 11 - p 2191-2197

Capítulo 13. Diabetes Mellitus

O diabetes é uma doença que ocorre quando o pâncreas não pode produzir insulina suficiente ou quando esse hormônio é fabricado em níveis adequados, mas as células receptoras não podem usá-lo.

É uma patologia crônica que afeta a maneira como o corpo utiliza açúcar dos alimentos e, infelizmente, sua incidência é alta. Somente na Espanha, 11,58 novos casos são diagnosticados anualmente por mil pessoas e atualmente 13,8% da população já é afetada neste país.

Existem diferentes tipos de diabetes, mas geralmente dois são considerados os principais. O diabetes tipo I, mais comum em jovens e crianças, é gerado pela destruição das células produtoras de insulina que resulta na cessação da produção hormonal, enquanto o tipo II é causado por uma resistência progressiva à A insulina é mais comum em adultos acima de 40 anos.

Uma mulher pode desenvolver diabetes gestacional durante a gravidez, mas a condição desaparece após o parto, como ocorre em pessoas medicadas com corticosteróides, que pela ação da droga experimentam a doença de maneira induzida e uma vez que a substância é removida o efeito Não estará mais presente.

Por que o diabetes se desenvolve?

O diabetes tipo I é causado por uma resposta auto-imune, ou seja, quando o sistema imunológico ataca as células do pâncreas, ignorando-as como parte do corpo. A medicina não conhece as causas dessa condição.

Por outro lado, o diabetes tipo II está intimamente ligado à obesidade porque o tecido adiposo produz substâncias que diminuem a sensibilidade dos receptores de insulina, mas a genética, o estilo de vida e a atividade física têm um impacto importante. Vamos ver como o álcool, o tabaco e o café influenciam a doença.

Mulheres que bebem álcool correm maior risco

Na Suécia, um grupo de pesquisadores da Universidade de Umea (23) concluiu um experimento iniciado em 1981 e tinha como objetivo determinar com que frequência o consumo de álcool da adolescência até a idade adulta afetava a saúde, de modo que os participantes Eles foram analisados entre 16 e 40 anos de idade.

Em 2017, foi descoberto que as mulheres que mantinham alto consumo de álcool apresentavam níveis elevados de glicose no sangue e isso é considerado um importante fator de risco para o desenvolvimento de diabetes tipo 2; de fato, algumas mulheres no estudo desenvolveram a doença, mas isso efeito não foi observado no gênero masculino.

Os pesquisadores acreditam que o etanol é responsável por gerar resistência à insulina, o que aumenta a glicose no sangue, mas o que eles não conseguiram entender é por que esse efeito é mais pronunciado nas mulheres do que nos homens.

Fumar aumenta as chances de morte prematura

Segundo estudo realizado por sete anos na Universidade do Colorado, Estados Unidos (24), o tabagismo aumenta as chances de morte prematura em pacientes diabéticos, pois causa outras complicações de saúde.

O estudo abrangeu mais de 53.000 americanos fumantes ou atualmente fumantes e cobriu pessoas saudáveis e diagnosticadas com diabetes. Verificou-se que o risco de morte prematura era o dobro em fumantes diabéticos.

De acordo com os resultados, mulheres fumantes com diabetes são mais propensas que homens a morrer de câncer de pulmão em comparação com mulheres sem a doença.

Café pode prevenir diabetes

Atualmente, há muita controvérsia sobre se o café pode realmente prevenir o diabetes ou não; alguns estudos sugerem que uma medida preventiva não pode ser considerada, enquanto outros, como o abaixo, mostraram que reduz significativamente as chances.

Alguns pesquisadores da Universidade de Harvard (25) analisaram dados de um estudo médico de 20 anos; nesse período, a cada 2 anos, eram coletadas informações sobre estilo de vida, condições físicas, saúde e hábitos de consumo de participantes com A ideia de avaliar o efeito da ingestão de café.

Após 20 anos, as pessoas que bebiam uma xícara e meio por dia tinham 11% menos probabilidade de sofrer de diabetes tipo II, enquanto as que reduziam seu consumo aumentavam as chances para 17%.

Especialistas apontam que o café contém compostos fenólicos e que eles melhoram o metabolismo da glicose, de modo que os níveis sanguíneos permanecem estáveis. Eles também explicam que a bebida contém magnésio, que é um elemento associado à prevenção da doença.

Bibliografía.

(23) Nygren K, Hammarström A, Rolandsson O (2017) O consumo excessivo de álcool e o consumo total de álcool de 16 a 43 anos de idade estão associados a glicose plasmática em jejum elevada em mulheres: resultados do estudo de coorte do norte da Suécia. BMC Saúde Pública. 2017 8 de junho; 17 (1): 509. doi: 10.1186 / s12889-017-4437-y

(24) Kavita Garg, M.D., professor de radiologia, Universidade do Colorado, Aurora; Patricia Folan, D.N.P., diretora do Centro de Controle do Tabaco, Northwell Health, Great Neck, Nova York; Joel Zonszein, M.D., diretor do Clinical Diabetes Center, Montefiore Medical Center, Nova York; Gerald Bernstein, M.D., endocrinologista e coordenador, Friedman Diabetes Program, Lenox Hill Hospital, Nova York; 22 de novembro de 2016. Conferência na Sociedade Radiológica da América do Norte, Chicago.

(25) Harvard Health Publishing (2014) O café pode ajudar a reduzir o risco de diabetes tipo 2, dizem os pesquisadores de Harvard.Disponível em: https://www.health.harvard.edu/diseases-and-conditions/coffee-may-help-reduce-type-2-diabetes-risk-say-harvard-researchers

Parte III. Distúrbios hormonais

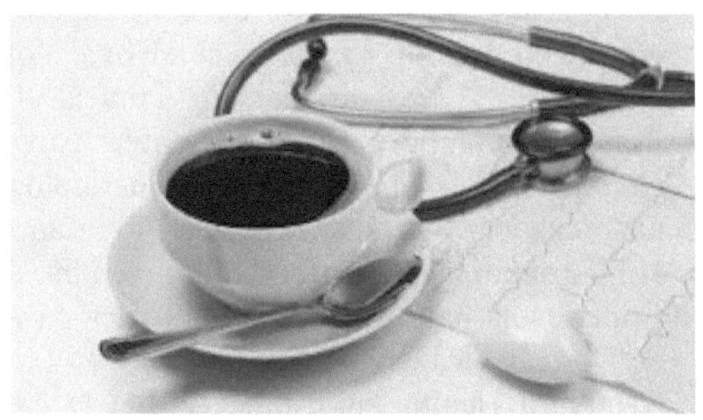

Capítulo 14. Nódulos da tireóide

Os nódulos da tireóide são nódulos sólidos ou acúmulos aquosos que se formam na glândula tireóide, localizados na base do pescoço, acima do esterno. Essas formações são consideradas tumores porque é um crescimento anormal nas células, porém a incidência de câncer é muito baixa.

Os nódulos tireoidianos não são graves e não causam sintomas nas pessoas; de fato, em 90% dos casos são tumores benignos e o paciente não descobre o volume até chegar à consulta e um profissional de saúde faz dele um respectivo estudo de imagem ou uma verificação rotineira do pescoço.

Essa condição é bastante comum, estima-se que, aos 60 anos, a grande maioria da população tenha um pequeno nódulo benigno. Em muito poucos casos, os nódulos crescem o suficiente para serem visíveis, obstruir as vias aéreas ou impedir a deglutição, ou seja, a passagem de alimentos.

Em alguns pacientes, os nódulos produzem um excesso de hormônio tireoidiano e o hipertireoidismo é gerado, mas, em geral, esse tipo de inchaço é benigno, seja sólido ou cisto, preenchido com fluido e hormônio tireoidiano armazenado.

Nódulos tireoidianos benignos e alguns pacientes não merecem tratamento, apenas monitoramento rigoroso e vigilância médica para garantir que não haja aumento de tamanho ou outros sintomas.

O que causa nódulos na tireóide?

O medicamento não conhece as causas exatas pelas quais um nódulo pode ocorrer na glândula tireóide, mas sabe-se que há uma incidência maior no sexo feminino, principalmente entre os 20 e os 40 anos, o que coincide com a idade reprodutiva.

A tireoidite de Hashimoto, que é outro tipo de distúrbio e a causa mais comum de hipotireoidismo, está associada a um risco aumentado de desenvolvimento de nódulos, mas não é considerado o único fator responsável, apenas aumenta a probabilidade.

Acredita-se que a deficiência de iodo também possa promover o aparecimento desses pequenos tumores, mas essa falta na dieta diária é muito rara, pois esse elemento foi adicionado em produtos industriais, como o sal de mesa.

Tabaco, álcool e café podem gerá-los?

Até o momento, não existem estudos suficientes que demonstrem que café, álcool ou tabagismo são responsáveis pelo desenvolvimento de nódulos tireoidianos, mas sabe-se que o tabaco aumenta o risco de hipertireoidismo e que isso, por sua vez, pode causar tumores na tireoide. a glândula

Por ser uma condição que não representa um grande risco à saúde, a maioria dos estudos científicos se concentrou em outros distúrbios hormonais relacionados a essa glândula, como veremos nos próximos capítulos.

Capítulo 15. Câncer de tireóide

Esse distúrbio hormonal conhecido como câncer de tireóide ocorre na glândula que leva esse nome e está localizado, como aprendemos no capítulo anterior, na base do pescoço. O câncer de tireóide se origina quando as células sofrem alguma alteração ou mutação genética e começam a crescer fora de controle.

O distúrbio no DNA de uma pessoa permite que as células cresçam e se multipliquem rapidamente e não obedeçam ao ciclo normal de nascimento e morte, o que leva à formação de um tumor. Em algumas pessoas, as células invadem os tecidos próximos e se espalham por todo o corpo. Isso se aplica ao câncer de tireóide, mas ocorre de maneira semelhante em qualquer variante da doença.

Existem diferentes tipos de câncer de tireóide, por exemplo, o papilar é formado a partir das células foliculares responsáveis pela produção e armazenamento do hormônio da tireóide. Há também câncer medular da tireóide, que se origina nas células C que produzem o hormônio calcitonina. As formas mais agressivas da doença são o câncer anaplásico da tireóide e o linfoma, mas felizmente ocorrem em menos de 4% dos casos.

O que o origina?

Não se sabe o que causa essa patologia, mas três fatores de risco são conhecidos. O sexo feminino é mais propenso a esse tipo de câncer em comparação com a incidência que se manifesta nos homens.

Da mesma forma, sabe-se que a exposição a altos níveis de radiação, por tratamento ou em nível industrial, aumenta as chances de desenvolver câncer de tireóide e síndromes genéticas herdadas, como neoplasia endócrina múltipla ou câncer medular hereditário da tireóide.

O álcool é um fator de risco?

As bebidas alcoólicas não são consideradas um fator de risco específico para o câncer de tireóide, no entanto, o álcool em si é uma substância cancerígena que pode afetar qualquer parte do corpo, de acordo com a Agência Internacional de Pesquisa sobre o Câncer (IARC) (26).)

Esse instituto é responsável por classificar produtos químicos e agentes com base em sua capacidade de produzir câncer e classifica bebidas alcoólicas como "grupo 1", ou seja, existem muitas evidências de que eles podem causar alguns tipos de câncer em humanos e não são muito longe da verdade.

O consumo excessivo de álcool está associado ao câncer de cabeça e pescoço, esôfago, mama e fígado, graças a vários estudos realizados nas últimas décadas, mas por que essa bebida é perigosa? A resposta é simples, graças ao etanol contido e ao acetaldeído produzido no organismo quando ingerido.

Quando o álcool chega ao fígado, decompõe-se e forma acetaldeídos, substância capaz de causar alterações e mutações no DNA do consumidor, o que aumenta o risco de câncer de qualquer tipo.

Tabaco como fator de risco

O tabaco não é uma causa específica de câncer de tireóide, mas é um câncer em geral e é um dos produtos mais nocivos que podem ser consumidos, pois afeta pulmões, laringe, boca, esôfago, garganta, bexiga, rim, fígado estômago, pâncreas, cólon, reto e colo do útero também podem causar leucemia mielóide aguda.

Quem fuma ou é fumante passivo tem um risco aumentado de câncer porque o tabaco contém 69 compostos químicos que danificam o DNA e causam danos, as células crescem fora de controle e deixam de funcionar adequadamente.

Café pode prevenir câncer

Durante algum tempo, suspeitou-se que o café pudesse causar câncer porque era considerado contendo acrilamida. A acrilamida é um composto orgânico que aparece nos vegetais quando sujeito a altas temperaturas, por exemplo, quando frito, foi demonstrado que esta substância aumenta o risco de desenvolver tumores malignos.

Mas um artigo publicado pela Agência Internacional de Pesquisa sobre o Câncer (27) mostrou que tal bebida não contém acrilamida, portanto seu consumo não pode ser considerado perigoso.

Por outro lado, uma investigação realizada em 10 países europeus (28) concentrou-se em vincular o consumo de câncer à ingestão de café e a diferenças racionais, de modo que as 520 mil pessoas estudadas eram afro-americanas, havaianas, nipo-americanas, Latinos, brancos e nativos americanos.

No geral, os resultados mostraram que as pessoas que bebiam entre duas e quatro xícaras de café por dia tinham um risco 18% menor de morte prematura em comparação com as pessoas que não tomavam café e que também têm menos probabilidade de desenvolver câncer se beber regularmente café.

Os pesquisadores concluíram que, nas condições de seu estudo, a mortalidade estava inversamente relacionada ao consumo de café por doenças cardíacas, câncer, doenças respiratórias, derrames, diabetes

Bibliografía.

(26) Grupo de trabalho da IARC para avaliação de riscos cancerígenos em seres humanos. Consumo de álcool e carbamato de etila. Monografias da IARC sobre a avaliação de riscos cancerígenos em seres humanos 2010; 96: 3-1383.

(27) Agência Internacional de Pesquisa sobre o Câncer (2013) The Acrylamide Working Group. Disponível em: http://epic.iarc.fr/research/acrylamide.php

(28) Gunter MJ, Murphy N, Cross AJ (2017) Consumo e mortalidade de café em 10 países europeus: um estudo de coorte multinacional. Ann Intern Med. 2017 15 de agosto; 167 (4): 236-247. doi: 10.7326 / M16-2945. Epub 2017 11 de jul.

Capítulo 16. Hipotireoidismo

Hipotireoidismo ou tireóide hipoativa é um distúrbio no qual a glândula tireóide não produz o suficiente de certos hormônios envolvidos no metabolismo e, portanto, o corpo não pode funcionar adequadamente.

Devido a essa deficiência, obesidade, infertilidade, dor nas articulações e doenças cardíacas podem ocorrer no paciente com hipotireoidismo, isso ocorre porque os hormônios da tireoide controlam a velocidade com que as calorias são queimadas, a velocidade dos batimentos cardíacos e a ativação. hormônios sexuais, mas as pessoas geralmente não percebem os sintomas no início do distúrbio.

Por motivos desconhecidos até o momento, o sexo feminino tem dez vezes mais chances de contrair hipotireoidismo do que o masculino; além disso, está presente em 7% das mulheres após o parto e em 5% das gestações.

O que causa hipotireoidismo?

A causa mais comum de hipotireoidismo é a doença de Hashimoto, que é um distúrbio autoimune em que as células do sistema imunológico atacam a glândula tireóide. Nódulos da tireóide, tratamento com radiação, medicamentos, genética e tireoidite também são considerados fatores de risco para o desenvolvimento do distúrbio.

Algumas mulheres desenvolvem hipotireoidismo durante ou após a gravidez, isso é chamado de hipotireoidismo pós-parto, e isso ocorre porque a falta de controle no sistema imunológico causa anticorpos para atacar a glândula tireóide da mãe, o que coloca o bebê em risco de nascer com problemas físicos e mentais, como autismo, baixo peso ao nascer ou altas chances de aborto.

Álcool e hipotireoidismo

Não há muita evidência de que o álcool seja responsável pelo desenvolvimento de hipotireoidismo, embora haja uma discussão geral sobre danos à glândula tireóide devido ao consumo excessivo.

Segundo pesquisa realizada por um grupo de pesquisadores equatorianos (29), o perfil tireoidiano de pacientes alcoolizados no Centro de Reabilitação "Comunidade Terapêutica do Austro" mostra que existe uma certa relação entre alcoolismo e desenvolvimento de problemas no glândula tireoide.

O estudo foi realizado em um total de 40 pacientes, 30 deles alcoólatras e 10 não alcoólatras utilizados como grupo controle; em geral, a idade dos participantes era de 18 a 60 anos. Cada teste foi realizado para determinar a fase da doença alcoólica e foram medidos os valores de hormônio estimulador da tireoide (TSH), triiodotironina livre (FT3) e tiroxina livre (FT3).

Com os resultados, os pesquisadores concluíram que dos 30 pacientes alcoolistas do estudo, 83% são eutireóideos, ou seja, apresentam várias doenças não tireoidianas agudas ou função tireoidiana anormal; 14% apresentam hipotireoidismo subclínico, que é uma alteração na função da glândula tireóide com sintomas muito inespecíficos e que 3% apresentam uma alteração do tipo auto-imune da glândula tireóide.

Para esses especialistas em saúde, era inegável que existe uma relação entre consumo excessivo de álcool e danos à glândula tireóide, mas eles não conseguiram provar que um problema de saúde específico se origina, mas facilita outras condições neste órgão.

Fumar afeta a glândula tireóide durante a gravidez

Não foi demonstrado através de estudos diretos que os fumantes têm maior probabilidade de desenvolver hipotireoidismo; no entanto, recentemente foi descoberto que fumar durante a gravidez afeta a função da glândula no feto e na mãe.

O Journal of Clinical Endocrinology & Metabolism publicou um estudo (30) em que a influência do cigarro foi medida em dois estágios diferentes da gravidez: primeiro e terceiro trimestres. Em ambos os grupos, descobriu-se que as mães experimentavam alterações nos níveis de hormônio tireoidiano e que estes também não eram benéficos.

Ao medir a concentração do hormônio no cordão umbilical dos recém-nascidos, os cientistas descobriram que ele era baixo, o que é alarmante se considerarmos que esse hormônio está envolvido no desenvolvimento cerebral do bebê e que sua ausência pode levar a problemas irreversíveis.

Em outra fase do experimento, os pesquisadores pediram às mães que parassem de fumar para ver se havia melhora e, ao fazê-lo, os níveis hormonais normalizavam e podiam ser comparados aos das mães que não fumavam. Dessa forma, concluíram que, felizmente, as mudanças podem ser revertidas rapidamente e é possível evitar complicações após o parto se o fumo for completamente eliminado.

Bibliografía

(29) María Borja, Rita García e Diana Tapia (2012) Alteração do perfil tireoidiano em pacientes alcoolizados do centro de reabilitação "Austro terapêutico community". Disponível em: http://dspace.ucuenca.edu.ec/bitstream/123456789/2451/1/tq1002.pdf

(30) Beverley Shields, Anita Hill, Mary Bilous, Beatrice Knight, Andrew T. Hattersley, Rudy W. Bilous, Bijay Vaidya (2009) O tabagismo durante a gravidez está associado a alterações na função tireoidiana materna e fetal. Revista The Journal of Clinical Endocrinology & Metabolism, Volume 94, Edição 2, 1 de fevereiro de 2009, páginas 570-574, https://doi.org/10.1210/jc.2008-0380

Capítulo 17. Tireoidite Hashimoto Crônica

Também conhecida como doença de Hashimoto, tireoidite autoimune ou tireoidite linfocítica crônica, é uma condição na qual o sistema imunológico tem uma reação defensiva contra a glândula tireóide e o ataca como se fosse um patógeno.

A doença se origina após uma agressão inicial inespecífica que desencadeia a proliferação de linfócitos e a liberação de mediadores, que interagem com as células foliculares da tireóide e acabam causando apoptose, ou seja, morte.

O nome dessa condição endócrina vem do médico japonês Hakaru Hashimoto, que fez a primeira descrição em 1912 e a chamou de bócio linfomatoso. O termo "tireoidite" também é usado, mas isso ocorre porque o ataque do sistema imunológico causa inflamação da glândula e adquire um tamanho mais volumoso.

Como a tireóide faz parte do sistema endócrino, produz e coordena muitas funções corporais importantes, portanto sua falha causa vários problemas no corpo, incluindo outras doenças como o hipotireoidismo. Em alguns casos, a doença de Hashimoto apresenta insuficiência adrenal e diabetes tipo 1 e faz parte de uma condição chamada síndrome poliglandular autoimune tipo 2 (PGAII).

Mulheres de meia idade são mais propensas a tireoidite autoimune, mas também é possível que apareça em homens, crianças, jovens e idosos. De qualquer forma, os sintomas levam de meses a anos para perceber e, com o tempo, a capacidade da glândula tireóide é bastante reduzida.

O que causa a doença de Hashimoto?

Até o momento, não se sabe o que exatamente causa a resposta imune que desencadeia a doença de Hashimoto. Alguns cientistas acreditam que um vírus ou bactéria possa ser responsável por essa reação no organismo, outros relacionam os sintomas a uma falha genética, como é o caso de outras doenças imunológicas, como a artrite reumatóide.

Por enquanto, considera-se que ambos os fatores hereditários, como sexo e idade da pessoa, determinam a probabilidade do distúrbio; portanto, é mais comum que um paciente afetado tenha parentes em condições semelhantes.

Café e álcool não estão listados como desencadeadores desta doença, não há indicações de que eles melhorem ou ajudem a evitá-la; no entanto, o tabagismo tem alguma influência e veremos isso a seguir.

Tabagismo e doença de Hashimoto

O tabagismo afeta a função da glândula tireóide de maneira generalizada e pode criar múltiplas anormalidades, de acordo com um estudo publicado há mais de vinte anos no The New England Journal of Medicine (31).

Os pesquisadores responsáveis se concentraram no estudo de mulheres fumantes com hipotireoidismo e descobriram que o hábito, graças à quantidade de substâncias tóxicas transmitidas ao corpo, diminui ainda mais a secreção do hormônio e seu efeito no corpo. Nas mulheres com hipotireoidismo subclínico, o cigarro exacerbou a deficiência hormonal e isso foi evidenciado em menores concentrações séricas.

Pacientes fumantes com a doença de Hashimoto também têm maior probabilidade de apresentar uma falha na glândula e, portanto, o desenvolvimento de hipotireoidismo, mas isso se deve especificamente ao cianeto presente na fumaça do tabaco.

O cianeto é liberado dos cigarros quando acesos e, uma vez dentro do corpo, torna-se tiocianato, que atua como um agente antitireóide e inibe a captação de iodo e a síntese de hormônios da tireóide.

Portanto, o tabaco não é diretamente responsável pela doença de Hashimoto, mas pode facilitar as condições de uma falha hormonal mais pronunciada, ou seja, o hipotireoidismo, que na maioria dos casos deriva dessa doença.

Bibliografía.

(31) Robert D. Utiger, M.D (1995) Tabagismo e Tireóide. Revista The New England Journal of Medicine 1995; 333: 1001-1002 DOI: 10.1056 / NEJM199510123331510

Capítulo 18. Hipertireoidismo

O hipertireoidismo, também conhecido como tireóide hiperativo, é um distúrbio no qual a glândula tireóide produz excesso de hormônios e, como conseqüência no corpo, ocorrem mudanças generalizadas nos sistemas vitais.

A função da glândula tireóide é produzir vários hormônios, incluindo a tiroxina (T4) e triiodotironina (T3), responsáveis pelo controle do uso de gorduras e carboidratos, temperatura corporal, freqüência cardíaca e produção de proteínas.

Quando uma pessoa sofre de hipertireoidismo, todas essas funções são aceleradas devido ao excesso de hormônio da tiroxina; portanto, ocorre uma súbita perda de peso, sudorese, palpitações, dificuldade em dormir, alterações na espessura e quantidade de cabelo, fraqueza muscular e humor irritável

Essa condição se manifesta em aproximadamente 1% da população mundial e ocorre principalmente em mulheres entre 30 e 40 anos, pacientes com outros problemas de tireóide e pessoas com mais de 60 anos.

Como é uma doença que afeta os sistemas vitais do corpo, sua evolução envolve outros problemas, como insuficiência cardíaca congestiva e osteoporose, mas os sintomas não são visíveis no início.

Por que uma pessoa sofre de hipertireoidismo?

Uma pessoa pode desenvolver hipotireoidismo por causa de uma doença relacionada à tireóide, por exemplo, a doença de Plummer, onde a glândula é atrofiada pelo excesso de produção de hormônio da tireóide e pela aparência de um bócio multinodular.

A doença de Graves, que é um distúrbio autoimune, produz muitos anticorpos estimulantes do T4, o que também induz o hipertireoidismo. É comum que esse distúrbio afete vários membros da mesma família; portanto, considera-se que existe uma causa genética.

Quando a inflamação da tireóide ocorre após a gravidez, é provável que a mãe desenvolva a doença devido a uma resposta autoimune ou por razões desconhecidas. A inflamação impede o armazenamento do F4 e isso não pode ocupar o local e se move para a corrente sanguínea.

Até o momento, não existem estudos que demonstrem que o consumo de café aumenta as chances de sofrer de hipertireoidismo, nem protege o corpo e pode afetá-lo se a pessoa já estiver doente.

Com o tabaco, os estudos não foram conclusivos, mas foi demonstrado que o consumo excessivo afeta a glândula tireóide de uma certa maneira.

Uma pessoa com hipertireoidismo deve evitar o álcool

Um estudo publicado na revista 'The Lancet' (32) mostrou que a quantidade diária de álcool estabelecida como saudável pode realmente ser prejudicial quando misturada com outros fatores, por exemplo, hábitos sociais em torno de beber.

Os pesquisadores realizaram uma meta-análise de 83 estudos realizados em 19 países industrializados e, no total, tinham 600.000 consumidores regulares de bebidas alcoólicas. Os dados coletados dos participantes foram:

idade, sexo, tabagismo, incidência de diabetes, doenças cardiovasculares e quantidade de álcool ingerido em um ano.

Segundo suas descobertas, mais de 100 gramas de álcool puro por semana diminuem significativamente a expectativa de vida e cada bebida consumida nesse limite subtrai 30 minutos de vida, aumenta o risco de derrames, aneurismas e insuficiência cardíaca.

Segundo os cientistas, cada copo extraído desse limite reduz a vida útil em 30 minutos; Além de aumentar o risco de derrames, aneurismas graves e insuficiência cardíaca, entre outros. E, nesse sentido, a conclusão dos pesquisadores é que os países adotam limites mais baixos do consumo recomendado de álcool.

Essas informações foram contrastadas com as recomendações dos países envolvidos no estudo e descobriu-se que em países como Espanha, Portugal e Itália, onde um limite diário foi estabelecido com base em seus costumes, excede quase quatro vezes a quantidade realmente saudável.

Os especialistas concluíram que, como os valores recomendados são destinados a pessoas absolutamente saudáveis, pessoas com doenças hepáticas, cirrose, processos inflamatórios agudos, diabetes, hipertireoidismo e problemas renais devem abster-se completamente de beber, pois mostraram que não há uma quantidade que pode ser considerada saudável.

Bibliografía.

(32) Angela M Wood, Stephen Kaptoge, Adam S Butterworth, Peter Willeit, Samantha Warnakula,

Thomas Bolton (2018) Limiares de risco para o consumo de álcool: análise combinada de dados de participantes individuais de 599.912 bebedores atuais em 83 estudos prospectivos. Revista The Lancet Volume 391, EDIÇÃO 10129, P1513-1523, 14 de abril de 2018

Capítulo 19. Osteoporose

A osteoporose é uma doença em que a geração de ossos é mais lenta e, portanto, há uma diminuição na densidade de massa óssea, tornando o esqueleto da pessoa muito mais frágil e suscetível a fraturas.

O osso não é uma entidade inerte, como você pode pensar, graças à sua dureza, é na verdade um tecido vivo que está em constante decomposição e substituição, portanto, a cada sete ou dez anos, temos ossos completamente regenerados pelo nosso corpo.

Quando uma pessoa sofre de osteoporose, seu corpo não restaura os ossos com a mesma eficiência, para que se tornem mais porosos, o número e o tamanho das cavidades internas aumentam e se quebram mais facilmente.

Qualquer pessoa pode sofrer desta doença, mas há uma incidência maior em mulheres brancas e asiáticas com mais de 60 anos de idade devido a alterações hormonais sofridas pelo corpo feminino durante a menopausa.

Por que uma pessoa fica doente com osteoporose?

A formação e manutenção óssea são mediadas por fases destrutivas e construtivas, que por sua vez são determinadas por hormônios, quando a atividade hormonal é prejudicada, inicia uma formação óssea deficiente e marca o início da osteoporose.

Dieta, hábitos pouco saudáveis, quantidade de vitamina D e exercícios são fatores que causam perda ou ganho de densidade óssea, por exemplo, atividade física regular, que pode ser considerada um risco para ossos fracos, serve como estímulo para A fixação do cálcio e fortalece a estrutura óssea em geral, não apenas a parte exercida.

Uma pessoa saudável atinge a densidade óssea máxima possível perto de 30 a 35 anos; a partir desse momento, naturalmente uma perda de massa óssea não é desencadeada, não é grave ou perigosa para o indivíduo. Nas mulheres, a densidade óssea atingida é menor e, durante a menopausa, a perda óssea é acelerada, de modo que essa doença aparece mais nas mulheres.

Consumo de ossos e café

O consumo excessivo de café pode aumentar o risco de osteoporose, pois pode acelerar a perda óssea devido à cafeína. Esta substância tem a capacidade de produzir osteoblastos, as células envolvidas na formação óssea, menos eficiente e pode até matá-los. Também afeta a absorção de cálcio no intestino, de acordo com um artigo publicado no Journal of Orthopedic Surgery and Research (33).

Esse efeito não é exclusivo do café; qualquer bebida com cafeína faz o mesmo; portanto, o consumo de chá, refrigerantes e infusões de erva-mate não são mais saudáveis, pois também contêm cafeína e xantinas adicionadas, que promovem a excreção de cálcio por a urina

Álcool e osteoporose

O consumo de álcool também não é favorável quando falamos de saúde óssea, mesmo em jovens. De acordo com um Curso de Osteoporose e Patologia Metabólica Óssea ditado pela Sociedade Espanhola de Reumatologia (SER) (34), os jovens que tomam em excesso de bebida enfraquecem seu sistema esquelético e se tornam mais propensos a sofrer desta doença.

Os especialistas desta instituição explicam que nos homens existem três causas possíveis para a osteoporose, a primeira é o consumo de álcool, que tem efeitos tóxica nos ossos e afeta sua formação e qualidade.

Em segundo lugar, existem tratamentos com corticosteróides e, finalmente, hipogonadismo, que é a falha do hormônio masculino devido a alguma doença.

Osteoporose e tabagismo

Há muito se sabe que o tabaco é um importante fator de risco para o desenvolvimento da osteoporose, principalmente porque afeta o metabolismo do cálcio e da vitamina D, induz a redução do estrogênio e aumenta a quantidade de andrógenos (35).

Em geral, adultos acima de 60 anos que ainda fumam têm uma probabilidade 30 a 40% maior de ter um quadril quebrado do que os não fumantes da mesma idade, mas o desgaste ósseo devido ao tabaco pode começar em qualquer idade.

As maneiras pelas quais os cigarros afetam os ossos são muitas, por exemplo:

• Reduz o suprimento de oxigênio para os ossos e outros tecidos do corpo.
• Decompõe o estrogênio no corpo mais rapidamente e esse hormônio está envolvido na construção e manutenção dos ossos, tanto em homens quanto em mulheres.
• Impede a cicatrização de feridas e a consolidação de fraturas.

• Está associado a um risco aumentado de dor lombar e artrite reumatóide.
• Causa magreza e fraqueza excessivas.

Parece que a saúde de nossos ossos é mais delicada do que pensamos. Nossos três produtos estudados no livro promovem o aparecimento de osteoporose em maior ou menor grau, com álcool e tabaco totalmente contra-indicados e o café deve ser tomado em quantidades diárias moderadas.

Bibliografía.

(33) Julia Thomson (2006) O que esse CAFÉ diário está realmente fazendo com o seu CORPO.Disponível em: https://www.pressreader.com/uk/daily-mail/20150310/282329678409435

(34) Infosalud (2019) Alto consumo de álcool, uma das principais causas de osteoporose entre os homens, segundo especialistas. Disponível em: https://www.infosalus.com/salud-investigacion/noticia-ingesta-elevada-alcohol-principales-causas-osteoporosis-hombres-expertos-20190218120158.html

Judith S. Brand, Mei-Fen Chan, Mitch Dowsett, Elizabeth Folkerd, Nicholas J. Wareham, Robert N. Luben, Yvonne T. van der Schouw, Kay-TeeKhaw (2011) Tabagismo e hormônios sexuais endógenos na pós-menopausa Mulheres The Journal of Clinical Endocrinology & Metabolism, volume 96, edição 10, 1 de outubro de 2011, páginas 3184–3192

Capítulo 20. Lipotimias

A lipotimia é um desmaio temporário devido a uma diminuição no fluxo sanguíneo para o cérebro. A recuperação após essa sensação é espontânea e ocorre completamente, ou seja, a pessoa volta ao normal e não sente nenhum outro sintoma ou desconforto.

Lipotimia e síncope geralmente são confusas, mas cada uma se refere a uma situação diferente. Quando alguém tem uma lipotimia, experimenta uma sensação de desmaio, há sintomas anteriores e não há perda de consciência. Por outro lado, uma síncope não mostra sintomas, mas ocorre inesperadamente e há perda de consciência ou desmaio.

Antes de uma lipotimia, há sudorese fria, fraqueza generalizada, distúrbios visuais, náusea, tontura e sensação de calor no rosto, todos esses sintomas se tornam mais agudos e desaparecem em questão de minutos.

Por que as lipotimias ocorrem?

Nem lipotimias nem síncope são uma doença ou distúrbio, são reações transitórias que podem ocorrer devido a ansiedade, febre, excesso de calor, estresse, emoções fortes ou extração de sangue. Em algumas pessoas, uma injeção simples desencadeia uma lipotimia, mas o efeito passa assim que o procedimento termina.

A síncope pode ser causada por emoções muito fortes, pancadas, falta de oxigênio e falta de comida, por exemplo, é comum uma pessoa que não toma café da manhã desmaia devido à falta de glicose, que é a energia usada pelo cérebro.
Da mesma forma, uma síncope pode ser o produto de problemas cardíacos, como taquicardia ventricular e

supraventricular, disfunção do nó sinusal e cardiomiopatia hipertrófica.

Não há evidências de que o tabaco possa gerar síncope ou lipotimia, apenas cria a sensação de tontura quando as pessoas fumam pela primeira vez ou fumam um cigarro depois de parar por um longo tempo. Café e especialmente álcool podem fazer com que alguém desapareça se ingerido em grandes quantidades.

Café pode afetar o fluxo sanguíneo para o cérebro

A cafeína no café aumenta a freqüência cardíaca quando ingerida em doses moderadas, mas esse aumento não representa uma ameaça à saúde cardiovascular, desde que o consumo não seja excedido acima das 5 xícaras diárias.

De fato, beber cerca de 3 xícaras de bebida por dia permite manter o batimento cardíaco a uma taxa adequada, mas de acordo com uma pesquisa publicada no Human Brain Mapping (33), beber mais de 960 miligramas de café por dia afetaria a circulação, tornando sangue mais pesado a longo prazo e fazendo com que a pessoa se sinta tonta e acabe experimentando lipotimia.

O álcool induz desmaios e perda de consciência

A grande maioria das pessoas sabe que após a ingestão excessiva de álcool alguns bebedores desmaiam espontaneamente, mas ignoram completamente os mecanismos biológicos por trás dessa reação.
Quando o nível de álcool no sangue é excessivamente alto, a pessoa pode desmaiar ou desaparecer momentaneamente, mas nos dois casos é criada uma falha de memória e a pessoa é incapaz de lembrar o que fez algumas horas depois de superar o estado de embriaguez.

De acordo com um estudo realizado pela Alcoholism Research Society (34), no cérebro existe uma região chamada hipocampo, muito sensível ao álcool e responsável pela formação de novas memórias. O excesso de álcool no sangue limita a capacidade do hipocampo, portanto, nenhuma memória é criada e, por isso, a pessoa pensa que não se lembra de nada no dia seguinte durante a ressaca, mas as memórias nunca se formaram.

Pesquisadores da Sociedade de Pesquisa em Alcoolismo explicam que, durante uma perda de consciência, os danos físicos podem ser causados por uma queda que leva a fraturas, mas esses "apagões" cerebrais também podem causar danos psicológicos significativos quando associados a anormalidades neurobiológicas e sintomas psiquiátricos. .

A resposta ao álcool é diferente em cada pessoa e apenas lipotimia ou síncope podem ocorrer após o abuso da bebida, o que, como vimos ao longo do livro, não é recomendado de forma alguma.

Bibliografía.

(35) Rachel Moss (2017) Por que desligamos quando somos bem-vindos? Você precisa saber sobre perda de memória relacionada ou álcool.Disponível em: https://www.huffingtonpost.co.uk

(36) Reagan R, Kim Fromme (2016) apagões induzidos por Alcool: uma revisão de pesquisas clínicas recentes com implicações práticas e recomendações para estudos futuros. Álcool Clin Exp. PMC 2017 1 de maio

Capítulo 21. Insuficiência adrenal

A insuficiência adrenal é uma condição que ocorre quando as glândulas supra-renais produzem menos hormônios do que deveriam. Nesse distúrbio, a pessoa não sente sintomas ou desconforto até chegar a um ponto de crise em que percebe cansaço, dor abdominal, sudorese, náusea e alterações na pele.

Insuficiência renal não é o mesmo que insuficiência adrenal; esta última refere-se à falha das glândulas renais que estão logo acima dos rins e é responsável por produzir hormônios que controlam a pressão sanguínea e equilibram os níveis de sais minerais no corpo.

De acordo com o Journal of Clinical Endocrinology & Metabolism (38), é incomum que uma pessoa sofra de uma falha nas glândulas renais; na verdade, a incidência anual é de 4-6 novos pacientes para cada cem mil pessoas e apenas um médico. O endocrinologista pode diagnosticá-lo através de procedimentos de teste padrão.

O que é a doença de Addison?

Existem dois tipos de insuficiência adrenal e a doença de Addison é um deles. Nesse caso, as glândulas renais não produzem cortisol e aldosterona suficientes devido a danos autoimunes ou a um problema genético, também conhecido como insuficiência adrenal primária.

Na insuficiência adrenal central, o problema está na glândula pituitária do cérebro, que não produz adrenocorticotropina suficiente (ACTH), um hormônio que ativa a produção de cortisol nas glândulas supra-renais.

Algumas pessoas podem ter insuficiência adrenal temporária se ingerirem altas doses de medicamentos semelhantes ao cortisol, como a prednisona usada em processos reumáticos. Aqui, o efeito nas glândulas ocorre quando a administração do medicamento é interrompida ou reduzida repentinamente.

O que causa insuficiência adrenal?

A doença de Addison ocorre quando o sistema de defesa do corpo ataca e destrói os tecidos das glândulas supra-renais, graças aos danos que eles não podem produzir hormônios. Também é possível que seja causado por uma lesão nesta área, por uma infecção e por certas doenças genéticas.

No caso de insuficiência adrenal central, a falha pode ser devida ao consumo de medicamentos semelhantes à predisona, por exemplo, hidrocortisona e dexametasona, também podem ser devido a problemas no nascimento, infecções, tumores ou lesões causadas por cirurgia e radiação.

Atualmente, não existem estudos que demonstrem que café, álcool e tabagismo podem causar insuficiência adrenal em uma pessoa, nem foi cientificamente comprovado que são capazes de prevenir, melhorar ou piorar os sintomas.

Bibliografía.

(37) Baha Arafah, Richard Auchus (2010) Insuficiência adrenal. Revista The Journal of Clinical Endocrinology & Metabolism, volume 95, edição 8, 1 de agosto de 2010, página E2.

Parte IV. Distúrbios sexuais e reprodutivos

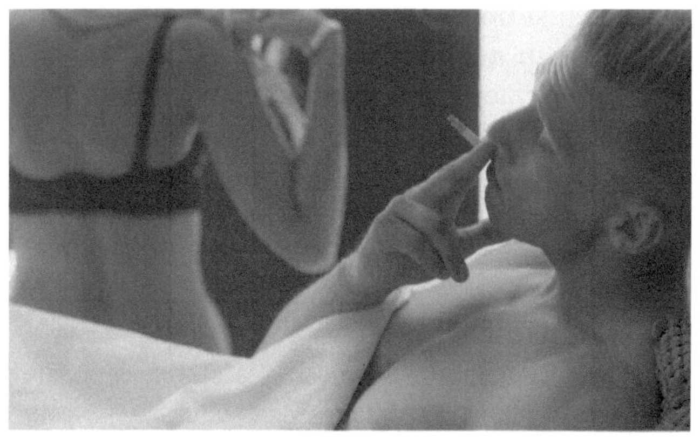

Capítulo 22. Insuficiência Ovariana Primária

A insuficiência ovariana primária, também conhecida como insuficiência ovariana prematura, é uma perda da função ovariana normal antes que uma mulher atinja 40 anos de idade.

Isso implica que eles não produzem quantidades normais de estrogênio, que os óvulos não são liberados todos os meses e que a menstruação desaparece; portanto, a gravidez é impossível.

Em geral, a insuficiência ovariana prematura é confundida com a menopausa prematura, mas na realidade são dois distúrbios diferentes. A menopausa prematura é a cessação completa da atividade reprodutiva, no entanto, mulheres com insuficiência ovariana podem ter períodos menstruais irregulares por anos e, com tratamento, podem conceber uma criança.

Como a insuficiência ovariana precoce induz uma redução nos níveis de estrogênio da mulher afetada, é possível que ela tenha algumas complicações associadas à falta desse hormônio, como a osteoporose, por exemplo, mas o tratamento adequado ajuda a manter-se saudável e evitar este problema.

O que acontece no corpo de mulheres com insuficiência ovariana?

Normalmente, nas mulheres, a glândula pituitária libera alguns hormônios durante o ciclo menstrual que ajudam a amadurecer os óvulos contidos nos folículos ovarianos, que ocorrem todos os meses e são repetidos até a menopausa.

Quando os folículos amadurecem, eles abrem e liberam um óvulo que viaja para a trompa de Falópio e aguarda um espermatozóide fertilizado, mas quando ocorre uma falha ovariana prematura, os ovários não desempenham essa função e os óvulos não ocorrem e, portanto, não ocorrem. Realiza um ciclo menstrual ou pode engravidar.

O que causa insuficiência ovariana prematura?

Na maioria dos casos, a causa da insuficiência ovariana em um paciente é desconhecida, mas os cientistas acreditam que certos distúrbios genéticos, como a síndrome do cromossomo X frágil e a síndrome de Turner, aumentam as chances de falência ovariana.

A exposição a certas toxinas, desreguladores endócrinos, quimioterapia e radioterapia pode danificar o material genético das células, causando o aparecimento de insuficiência ovariana, bem como uma resposta auto-imune, na qual os anticorpos atacam o tecido ovariano e danificam os folículos que contêm os óvulos. , mas neste caso a causa da resposta inversa do sistema imunológico também é desconhecida, ou seja, é idiopática.

É possível que os ovários de uma mulher manifestem uma falha espontânea antes dos 40 anos de idade e não apresentem defeitos cromossômicos, doenças auto-imunes ou tenham sido expostos a toxinas. Nesse caso, seu médico especialista deve realizar os exames necessários para encontrar as possíveis causas.

De acordo com um estudo (39) realizado no Hospital Universitário Virgen de Valme, em Sevilha, os fumantes observaram um avanço de 1-3 anos no início da menopausa natural, mas esses dados não têm peso para justificar uma insuficiência ovário prematuro.

Também não foi demonstrado através de pesquisas que beber café e álcool, excessiva ou moderadamente, pode aumentar as chances desse distúrbio em mulheres.

Bibliografía.

(38) López E, Flores A, Romeu S (2010) Estudo da insuficiência ovariana primária e insuficiência ovariana oculta. Disponível em: https://www.sefertilidad.net/docs/biblioteca/guiasPracticaClinicas/guia
9.pdf

Capítulo 23. Menopausa

Menopausa é um termo usado para se referir às mudanças que uma mulher adulta experimenta quando atinge o fim de sua capacidade reprodutiva. Embora seja um processo normal, durante esse estágio, você pode experimentar vários desconfortos físicos e emocionais, principalmente sujeitos às alterações hormonais envolvidas.

A palavra menopausa refere-se à data específica em que a mulher teve sua última menstruação e, em termos médicos, ocorre porque os ovários param de produzir progesterona e estrogênio. Em vez disso, a palavra climatério refere-se a alterações que ocorrem no corpo feminino antes, durante e após a menopausa.

Para determinar a menopausa, são necessários doze meses consecutivos sem menstruação, ou seja, ela só pode ser determinada retrospectivamente e marca o fim da fertilidade. Geralmente ocorre quando eles têm mais de 50 anos de idade, mas também pode ocorrer após os 42 anos de idade.

Como a menopausa leva a uma diminuição na produção hormonal e o corpo possui vários receptores de estrogênio, em algumas mulheres certos problemas de saúde, como osteoporose ou deterioração geral de diferentes órgãos, podem ser gerados.

A diminuição do desejo sexual, sensação de asfixia, problemas de sono, pele seca e mucosas, dificuldade de concentração e irritabilidade são sintomas desse período e podem ser agravados ou aliviados graças a hábitos, ambiente e estresse.

Até a presente data, não foi comprovado cientificamente que o álcool possa piorar os sintomas da menopausa ou desencadear complicações; no entanto, uma ingestão moderada é sempre recomendada; no entanto, tabaco e café podem influenciar negativamente.

Fumantes podem avançar na menopausa

Fumar regularmente avança a chegada da menopausa, ou seja, reduz o ciclo reprodutivo normal de qualquer mulher. Isso foi demonstrado em um estudo realizado no Hospital Universitário Eusebio Hernández Gyneco-Obstetric em Cuba (40).

Os pesquisadores reuniram um grupo de mulheres entre 40 e 59 anos e os separaram na perimenopausa e na pós-menopausa. A idade de cada participante, idade de início da menopausa foi obtida, levando em consideração que isso ocorreu após 12 meses consecutivos de amenorréia, estado civil, tabagismo e condição de trabalho.

No final da investigação, descobriu-se que a idade da menopausa das mulheres estudadas era de 49,8 anos e ocorreu mais cedo em fumantes, aos 48,2 anos e naqueles que não tinham parceiro estável, o que era aos 48,3 anos.

O interessante desta pesquisa é que ela analisou outros fatores além do cigarro, uma vez que o grupo responsável considerou que um único fator não pode ser responsável pela alteração de um processo natural.

Café aumenta a sensação de asfixia

Um dos sintomas mais irritantes e representativos da menopausa parece ser exacerbado pela cafeína, de acordo com um estudo publicado na menopausa (41). A pesquisa abrangeu mais de 1.800 mulheres na menopausa entre 2005 e 2011, consumidores regulares e não café.

Os resultados revelam que a regulação do corpo do diâmetro dos vasos sanguíneos é alterada pela cafeína quando a mulher passa pela menopausa, e é por isso que os sintomas vasomotores irritantes aparecem, ou seja, o aparecimento repentino e temporário do calor corporal, vermelhidão e sudorese Isso geralmente se aplica a todas as bebidas com cafeína, como chá, refrigerante e chocolate.

As recomendações dos responsáveis pela investigação foram evitar ao máximo o consumo desse tipo de bebida, manter um peso saudável, permanecer ativo e adotar técnicas de meditação para o manejo das emoções. Eles reconhecem que é um estágio com muitas mudanças e esperam, com essas informações, mitigar os desconfortos que as mulheres possam sentir ao atravessá-las.

Bibliografía.

(39) Braulio Hernández, Miguel L (2007) Idade da menopausa e sua relação com o tabagismo, estado civil e emprego. Revista Cubana de Obstetrícia e Ginecologia 2007; 33

(40) Faubion S, Sood R, Jacqueline M, Shuster L (2015) Cafeína e sintomas da menopausa qual é a associação? Revista Menopause, fevereiro de 2015 - Volume 22 - Edição 2 - p 155–158

Capítulo 24. Disfunção sexual feminina

A disfunção sexual feminina é um distúrbio, não uma doença, na qual há uma mudança acentuada no comportamento sexual habitual de uma mulher. Geralmente, pensamentos e fantasias sexuais diminuem ou desaparecem, os relacionamentos escapam e a capacidade de desfrutar da relação sexual é perdida.

Ao falar sobre disfunção sexual em mulheres, falamos sobre dificuldades em quatro áreas diferentes: desejo, excitação, orgasmo e dor associados à relação sexual, também conhecida como dispareunia.

Transtornos desse tipo podem aparecer a qualquer momento da vida e podem desaparecer e se tornar crônicos, por exemplo, após um parto complicado, durante uma situação muito estressante ou uma doença forte, é provável que a mulher faça uma Hora de estar fisicamente ativo novamente.

O que causa a disfunção sexual feminina?

É difícil estabelecer as causas da disfunção, uma vez que ela ocorre em áreas muito específicas que geralmente se reúnem no mesmo paciente; no entanto, tentaremos entender esses fatores separadamente e de uma maneira muito geral.

- Perda do desejo: mudanças nos métodos contraceptivos, estresse, obesidade, episódios sexuais traumáticos, doenças crônicas, depressão e intervenções cirúrgicas geralmente induzem a perda do desejo sexual nas mulheres.
- Dificuldade na excitação: um problema físico pode interferir no fluxo sanguíneo ou nas terminações nervosas na área genital, pois interfere nas mensagens enviadas dos

órgãos genitais para o cérebro. Da mesma forma, certas doenças coronárias e diabetes diminuem a excitação e impedem que a estrutura da vagina seja condicionada à penetração.

• Dor associada à relação sexual: pode ser causada por doenças inflamatórias da pelve, cirurgia ginecológica, tumores, cistos uterinos, endometriose, infecções do trato urinário, falta de lubrificação ou qualquer infecção sexualmente transmissível.

• Problemas hormonais: flutuações no nível de estrogênio podem causar alterações nos tecidos genitais, tornando-os mais magros e sensíveis à dor, também podem reduzir a circulação sanguínea na região pélvica, causar secura vaginal e levar mais tempo para atingir a emoção e orgasmo.

O tabaco acrescenta outro fator à lista

De acordo com uma declaração feita no VII Encontro Nacional de Saúde e Medicina da Mulher, realizado na Espanha (42), o tabagismo aumenta o risco de secura vaginal e atrofia genital, acelera a menopausa e diminui os níveis de estrogênio. Tudo isso acelera e agrava significativamente o distúrbio do desejo sexual hipoativo e a disfunção sexual.

Neste artigo, especialistas também apontam que em 33% das mulheres entre 18 e 59 anos de idade que sofrem uma diminuição do desejo sexual, a origem do problema é principalmente psicológica, hormonal ou uma combinação desses fatores, ou seja, é muito complexo, mas fumar apenas acrescenta mais uma peça a esse aparente quebra-cabeça.

Qual o papel do álcool?

A influência do álcool na disfunção sexual feminina é um pouco mais complexa e a ciência não conseguiu estabelecer uma teoria única.

Por um lado, pesquisadores da Universidade de Salamanca (43) descobriram que em alcoólatras existem poucos problemas relacionados à disfunção sexual, de fato, neles o funcionamento sexual em geral era aceitável e melhor nos homens estudados.

45% dos participantes tiveram relações semanais, 69% experimentaram desejo sexual durante a semana, 81% dos homens não tiveram problemas em alcançar e manter uma ereção e apenas 10% sofreram ejaculação precoce. No grupo feminino, apenas 10% indicaram sofrer de vaginismo e 5% de dispareunia.

Crenças populares sugerem que o consumo de álcool nos ajuda no processo de desinibição e interação mais aberta e isso é verdade, de alguma forma, portanto pode ser útil consumir álcool, mas também pode ter o efeito oposto, dependendo explica a Dra. Patricia Jordá, psicóloga especializada em Terapia Sexual e de Casais.

A ingestão de álcool pode diminuir a lubrificação vaginal, devido à falta de irrigação na área devido à circulação lenta e à desidratação do próprio álcool. Da mesma forma, é provável que o orgasmo seja adiado ou que, quando ocorrer, ele se sinta menos intenso devido ao efeito sedativo do álcool.

Assim, embora a ingestão de álcool antes de uma relação sexual afete a qualidade do ato, no momento parece não ter efeitos a longo prazo, no entanto, ainda estão sendo realizados estudos que tentam resolver esse distúrbio que sempre Torna mais frequente.

Bibliografía.

(41) 20 minutos (2007) O tabagismo pode reduzir o desejo sexual nas mulheres e produzir secura vaginal. Disponível em: https://www.20minutos.es/noticia/206991/0/fumar/deseo/sexual/

(42) José Ávila, Ana Pérez, Juan Olazábal, Jesús Fidalgo (2004) Disfunções sexuais no alcoolismo. Disponível em: http://www.socidrogalcohol.org

(43) O mundo (2016) Sexo e álcool, aliados ou inimigos? Disponível em: https://www.elmundo.es/promociones/native/2016/12/17b/

Capítulo 25. Endometriose

A endometriose é um distúrbio imprevisível que ocorre quando as células do tecido endometrial deixam o útero e se desenvolvem no peritônio, ligamentos largos, ovários, parte inferior do saco, intestino, vagina, colo do útero e bexiga, Em alguns pacientes, posso até encontrar na pele e pulmões.

Os focos em que o tecido endometrial se aloja respondem aos hormônios que controlam o ciclo menstrual; portanto, são sensíveis à inflamação e sangram todos os meses, mas não têm chance de drenar o fluido, que se acumula, gerando cicatrizes que deformam a superfície do corpo. os órgãos e aderem um ao outro.

Além da dor, uma mulher afetada pode apresentar dismenorreia, dispareunia, infertilidade, disúria e dor durante a defecação, tudo dependerá da localização do tecido ectópico e de seu desenvolvimento.

A endometriose ocorre em 6-10% das mulheres em geral e em 25-50% das mulheres com problemas de fertilidade. A idade média em que é diagnosticada é de cerca de 27, embora haja também a possibilidade de que ela se manifeste mais cedo.

Por que uma mulher desenvolve endometriose?

As causas exatas da endometriose são desconhecidas, mas suspeita-se que seja porque, quando uma mulher tem esse período, um fluxo retrógrado se desenvolve, pelo qual as células retornam à pelve através das trompas de falópio. Acredita-se também que seja devido a uma falha no sistema imunológico.

Em alguns casos, a mulher que sofre de endometriose tem um parente direto que também sofre do distúrbio, o que indica que há uma condição genética envolvida, mas ainda não foi confirmada através de estudos.

Mulheres com menarca precoce e períodos menstruais muito longos apresentam maior risco de endometriose, assim como aquelas com hímen fechado.

A teoria da metaplasia celômica é geralmente aceita, o que explica que, por meio de uma transformação citológica, as células germinativas do ovário e as células peritoneais se transformam em tecido endometrial, causando lesões endometrióticas.

O álcool aumenta significativamente o risco

Uma metanálise realizada nos Estados Unidos e publicada no American Journal of Obstetrics and Gynecology (45), mostrou que existe um risco associado ao consumo regular de álcool e ao desenvolvimento de endometriose.

Especificamente, de acordo com os resultados do grupo de pesquisadores, as mulheres que foram consideradas bebedoras freqüentes são mais propensas ao distúrbio do que as mulheres que não consomem álcool.

Além disso, descobriu-se que mulheres com mais ingestão de bebidas também são mais propensas a doenças imunológicas e cardiovasculares. Assim, um paciente com parentes que sofreram endometriose deve evitar o consumo excessivo de álcool, pois isso pode desencadear a doença.

Fumar não influencia significativamente

Em um artigo da revista Fertility and Sterility (46), um grupo de cientistas e médicos divulgou suas descobertas relacionadas à doença, esclarecendo que fumar não aumenta nem reduz o risco de uma mulher desenvolver endometriose.

O estudo usou 978 mulheres com menos de 42 anos, 411 delas tiveram o distúrbio e amostras de tecido foram coletadas para determinar em que estágio estavam. 45% dos participantes eram fumantes ou ex-fumantes e 36% das 567 mulheres sem a doença.

Mulheres sem nascimento tiveram a maior taxa de endometriose em comparação com aquelas que eram mães. Também foi demonstrado que mulheres mais magras tinham mais riscos, mas não foram encontradas evidências de que o tabagismo aumentasse a incidência.

No café, afeta o estrogênio e aumenta as chances

A revista médica American Journal of Clinical Nutrition (47) publicou uma publicação na qual podemos encontrar uma relação entre endometriose e consumo de cafeína e que a bebida não afeta diretamente o desenvolvimento anormal do tecido endometrial, mas pode modificar os níveis hormonais e facilitar sua aparência.

Parece que a cafeína aumenta os níveis de estrogênio no corpo e, especificamente, beber mais de duas xícaras de café por dia pode aumentar os níveis desse hormônio e aumentar as chances do distúrbio.

Um dos pesquisadores responsáveis pelo estudo explica que variações nos níveis de estrogênio estão associadas a distúrbios desse tipo, osteoporose e câncer de endométrio, mama e ovário, portanto, o consumo de cafeína deve ser levado em consideração em Qualquer paciente com problemas deste tipo.

Bibliografía.

(44) Parazzini F, Cipriani S, Bravi F, Pelucchi C, Chiaffarino F, Ricci E, Viganò P (2013) Uma meta-análise sobre consumo de álcool e risco de endometriose. Am J Obstet Gynecol. Ago 2013; 209 (2): 106.e1-10. doi: 10.1016 / j.ajog.2015.05.039. Epub 2013 23 de maio.

(45) Charles C, Carlos S, Dominique Z, Marie-Christine L, Charlotte N, Gérard B, François G, Bruno B (2010) Hábitos de fumar de 411 mulheres com endometriose histologicamente comprovada e 567 mulheres não afetadas. Fertilidade e esterilidade olume 94 Magazine, Edição 6, Páginas 2353-2355

(46) Karen C, Enrique F, Sunni L, Anna Z, Cuilin Z, Aijun Y, Joseph B, Ahmad O, Christina A, Jean W (2012) Ingestão de bebidas com cafeína e hormônios reprodutivos entre mulheres na pré-menopausa no Bio Cycle Study. The American Journal of Clinical Nutrition, Volume 95, Edição 2, fevereiro de 2012, páginas 488–497

Capítulo 26. Abortos recorrentes

Um aborto é a perda de uma gravidez antes de atingir as vinte e duas semanas de gestação ou antes do feto atingir 500g de peso. Nesta situação, o feto morre espontaneamente e a mãe deve receber assistência médica para evitar complicações.

Por outro lado, considera-se que uma mulher experimenta abortos recorrentes quando perde três ou mais gestações consecutivas e espontaneamente, desde que não sejam gestações ectópicas ou molares, nas quais as condições muito complexas da gravidez induzem a expulsão do feto.

Estima-se que 30% de todas as gestações geralmente terminem em aborto espontâneo, mas 20% delas ocorrem antes que possam ser detectadas por ultra-som. Aproximadamente 5% das mulheres sofrem abortos contínuos e em 60% dos casos as causas são desconhecidas.

Por que ocorrem abortos recorrentes?

As causas exatas dos abortos recorrentes não foram determinadas, mas sabe-se que em 50% dos casos a interrupção espontânea da gravidez se deve a aneuploidias embrionárias, ou seja, uma alteração no número de cromossomos, o que dá Lugar para doenças genéticas.

A idade parece estar relacionada a abortos espontâneos e problemas genéticos, porque em pacientes com mais de 40 anos de idade a probabilidade de aneuploidia embrionária excede 80%.

Acredita-se que as mulheres afetadas com endometriose crônica sejam mais suscetíveis a abortos recorrentes devido à alteração experimentada pelas células endometriais, assim como as pacientes com miomas uterinos. Há evidências de que os miomas distorcem a cavidade endometrial e, com isso, geram uma diminuição no implante embrionário.

Os abortos recorrentes também podem ser causados por fatores infecciosos, endócrinos, anormalidades da tireóide e doenças como diabetes mellitus, mas os mecanismos pelos quais essas condições impedem um termo gravidez ainda são desconhecidos.

Tabaco, cafeína e álcool estão ligados ao aborto de maneira proporcional, ou seja, quanto mais você consome, maiores as chances, mas as evidências ainda não são suficientes para serem consideradas fatos.

Possibilidades de café e aborto

Em um estudo publicado no British Medical Journal (48), 18.478 mulheres dinamarquesas entre 1989 e 1996 foram analisadas para determinar a ingestão de café. As conclusões alcançadas pelos pesquisadores foram de que mulheres grávidas que consomem altas doses dessa substância registravam o dobro do risco de abortar em comparação com outras mulheres que não tomavam café.

Cada participante do estudo teve que preencher dois questionários especificando o consumo de tabaco, álcool e produtos com cafeína, como chá, chocolate e refrigerante. De acordo com os dados obtidos, as mulheres que bebiam pouco café, mas freqüentemente bebiam chá e produtos similares, não apresentavam alto risco de perder a gravidez.

Neste estudo, as mulheres que bebiam entre quatro e sete xícaras de café diariamente registravam um risco aumentado de aborto em 80%, enquanto as que bebiam mais de oito xícaras aumentavam a probabilidade em 300%.

Os pesquisadores apontam que a maioria das mulheres com alto consumo de cafeína também eram fumantes e bebiam altas doses de álcool e suspeitam que a combinação desses três fatores seja uma causa com mais peso do que cada elemento separadamente.

Tabagismo e gravidez que não são realizadas

Um estudo realizado no Japão e publicado pela revista Human Reproduction (49) tentou mostrar que fumar durante a gravidez aumenta o risco de aborto.

Para a análise, foram usadas as informações de mais de 1.300 mulheres japonesas que tiveram uma gravidez e os autores descobriram que aquelas mulheres que fumavam em grandes quantidades no início da gravidez eram duas vezes mais propensas a fazer um aborto durante o primeiro trimestre do que aquelas que não o faziam. fumantes

Mais especificamente, as mulheres que fumaram pelo menos 20 cigarros por dia durante a gravidez tiveram duas vezes mais chances de abortar do que os não fumantes, mas ainda são necessários estudos que complementem essas informações.

Bibliografía.

(47) Duro M, Causín S, Campillos P, Vallés U (2001) Consumo de cafeína e risco de aborto espontâneo no primeiro trimestre. Medifam vol.11 no.8 Ago./Sep. 2001

(48) Sachiko B (2012) Alterações nos hábitos de rapé e tabagismo em gestantes suecas e risco de nascimentos pequenos para a idade gestacional. BJOG An International Journal of Obstetrics & Gynecology, novembro de 2012.

Capítulo 27. Síndrome do ovário policístico

A síndrome dos ovários policísticos é um distúrbio hormonal que ocorre quando uma mulher em idade reprodutiva apresenta níveis muito altos de hormônios ou andrógenos masculinos.

Um alto nível de andrógenos nas mulheres deprime o estrogênio e a progesterona, que são dois hormônios femininos que ajudam os ovários a liberar óvulos prontos para a fertilização.

Esse desequilíbrio hormonal no paciente gera acúmulos de líquido nos folículos dos ovários, o que leva a cistos e à interrupção do ciclo menstrual, uma vez que os óvulos maduros não podem ser liberados adequadamente. Também é provável que seja estéril e sua pele será afetada por acne ou aumento de pêlos. Geralmente, esse distúrbio é detectado entre as idades de 20 e 30, mas também pode afetar meninas e adolescentes com desenvolvimento anormal, apresentando sintomas algum tempo após a menarca.

Por que esse problema?

A medicina e a ciência ainda não sabem a causa exata da síndrome dos ovários policísticos. Esses fatores são geralmente considerados como riscos:

Genética: mulheres com ovários policísticos costumam ter mãe ou irmã com sintomas semelhantes.

Pouca inflamação: De acordo com a Clínica Mayo (50), durante uma infecção, os glóbulos brancos geram uma certa substância, conhecida como "pouca inflamação". Algumas mulheres com ovários policísticos têm um processo de baixa inflamação que estimula a produção de andrógenos e pode causar problemas cardíacos.

Excesso de insulina: quando as células se tornam resistentes à ação da insulina, os níveis de açúcar no sangue aumentam e o corpo pode produzir mais insulina.

O excesso desse hormônio aumenta a produção de andrógeno, o que causa dificuldades no processo de ovulação.

Atualmente, não há evidências de que álcool, tabaco e café estejam ligados à síndrome dos ovários policísticos. Quando uma mulher é diagnosticada, ela é solicitada a consumir essas substâncias com moderação, mas é uma recomendação geral de saúde.

Bibliografía.

(49) Mayo Clinic (2017) Síndrome dos ovários policísticos. Disponível em: https://www.mayoclinic.org/es-es/diseases-conditions/pcos/symptoms-causes/syc-20353439

Capítulo 28. Infertilidade feminina

Em termos de medicina, a infertilidade é a incapacidade de um parceiro sexualmente ativo, que não está usando contraceptivos, para conseguir uma gravidez após tentar por mais de um ano. Isso se aplica ao gênero masculino e feminino, porque 35% das vezes a infertilidade vem de problemas em mulheres e 35% dos homens.

Uma gravidez, por mais comum que pareça, envolve uma série de mecanismos biológicos, por exemplo, nos ovários da mulher, um óvulo saudável deve ser produzido, assim como nos tubos seminíferos do homem, espermatozóides saudáveis devem ser produzidos.

O óvulo saudável deve ser coletado por uma das trompas de falópio e aguardar um espermatozóide fertilizante. Uma vez que isso acontece, ambos se deslocam para o útero e iniciam o processo de divisão celular que dará origem ao feto. Basta que uma dessas ou outras etapas não mencionadas seja interrompida ou afetada de alguma forma para interromper a gravidez.

O que pode causar infertilidade feminina?

Existem muitas razões pelas quais uma mulher não é fértil, mas, em resumo, pode ser devido a distúrbios do ciclo menstrual, anormalidades nas trompas de falópio ou no útero, endometriose, problemas no muco cervical, estresse, distúrbios da sexualidade, doenças crônicas, idade e peso

Em 12% dos casos, a infertilidade primária ocorre devido a problemas com o peso das mulheres. Assim, a perda extrema de peso corporal e certos distúrbios, como a anorexia nervosa, diminuem as chances de conceber um filho.

A atividade esportiva excessiva, por outro lado, também altera o equilíbrio hormonal e reduz a fertilidade, bem como o excesso de peso que causa o envio de sinais hormonais anormais que afetam a ovulação e está associado a problemas como a síndrome dos ovários policísticos.

O consumo de certas substâncias também afeta o delicado equilíbrio biológico que deve existir para o corpo feminino alcançar uma concepção, vamos ver como.

O tabaco envelhece o sistema reprodutivo

Mulheres que fumam têm mais problemas de engravidar do que mulheres que não fumam, e isso é diretamente proporcional à quantidade de tabaco consumida diariamente, mesmo passivamente.

A Espanha é um país onde a reprodução assistida se tornou muito importante; de fato, 3% das crianças nascidas nesse país são produto de intervenções médicas para alcançar a concepção. Victoria Verdú (51), renomada médica e coordenadora da clínica de reprodução assistida Ginefiv, explica claramente a relação entre toxicidade e infertilidade do cigarro.

As substâncias presentes no tabaco deterioram o sistema reprodutivo feminino a ponto de parecer dez anos mais velho por apresentar pior qualidade ovocitária e embrionária.

As mulheres nascem com um número específico de óvulos que amadurecem e são liberados durante sua vida fértil; isso é conhecido como reserva ovariana, nicotina, cianeto e monóxido de carbono dos cigarros, e acelera a perda de óvulos imaturos. Fumar antecipa a chegada da menopausa.

Da mesma forma, essas substâncias danificam o material genético, aumentam o risco de aborto espontâneo, nascimento prematuro, gravidez ectópica e reduzem as taxas de sucesso do tratamento de reprodução assistida, como inseminação artificial e fertilização in vitro.

O álcool também diminui a reserva ovariana

Outro grande especialista em reprodução assistida do Instituto Bernabeu (52) explica que o álcool diminui a reserva ovariana quando sua ingestão é excedida, mais especificamente, o consumo diário de 2-3 bebidas alcoólicas multiplica o risco de infertilidade em 1,6.

O álcool causa problemas de ovulação porque altera a regulação hormonal do ciclo ovariano normal, também aumenta a taxa de aborto, o baixo peso ao nascer e a morte fetal.

Os efeitos do álcool têm repercussões em ambos os sexos, mas parece que as mulheres são mais suscetíveis a uma absorção gastrointestinal mais rápida e a uma metabolização mais lenta pela enzima álcool desidrogenase.

Cafeína recupera o movimento nas trompas de falópio

Finalmente, há café, cujo efeito sobre a fertilidade era desconhecido até recentemente, quando uma publicação brilhante foi feita no British Journal of Pharmacology (53).

Como vimos no início do capítulo, para conseguir uma gravidez, os óvulos devem viajar dos ovários ao útero. Esse caminho envolve cílios ou vilosidades microscópicas presentes no revestimento dos ovidutos e contrações musculares nas paredes internas dos tubos.

Essas contrações são realizadas com a ajuda de células especializadas, chamadas células marcapasso e cafeína, que interrompem essa função para que os óvulos entrem em um estado semelhante ao repouso e isso já representa

Até o momento, as descobertas foram realizadas em camundongas fêmeas, mas o grupo de pesquisadores responsáveis considera que poderia ser semelhante em humanos adultos.

Bibliografía.

(50) Victoria Verdú (2013) Fumar reduz pela metade as chances de gravidez. Disponível: https://www.efesalud.com/fumar-reduce-a-la-mitad-las-posibilidades-de-gestacion/

(51) Lydia Luque (2018) Os efeitos do álcool na fertilidade. Disponível em: https://www.institutobernabeu.com/foro/los-efectos-del-alcohol-en-la-fertilidad/

(52) RE Dixon, SJ Hwang, FC Britton, KM Sanders, SM Ward (2011) O efeito inibitório da cafeína na atividade do marcapasso no oviduto é mediado por condutâncias reguladas por AMPc. British Journal of Pharmacol. Junho de 2011; 163 (4): 745-754.

Capítulo 29. Infertilidade masculina

A infertilidade masculina é a incapacidade de um homem engravidar uma mulher após fazer sexo por um ano sem usar nenhum tipo de proteção. Como vimos, em 35% dos casos de casais inférteis, os problemas giram em torno do homem.

Como na fertilidade feminina, existem muitas condições que afetam os gametas masculinos, por exemplo, uma baixa produção de espermatozóides, que eles têm qualidade ou quantidade muito baixa no ejaculado e que eles têm comportamento anormal, mas isso só pode Ser diagnosticado por um exame médico de fertilidade.

Uma contagem de esperma inferior ao normal é de cerca de 15 milhões de espermatozóides por mililitro de sêmen ou uma contagem total de espermatozóides se aproxima de 39 milhões por ejaculação.

Por que um homem é estéril?

Problemas crônicos de saúde, lesões nos testículos ou bolsa escrotal e retenção do testículo podem causar infertilidade masculina, além de disfunção erétil e dificuldade para ejacular.

Receber muito calor nos testículos usando roupas apertadas ou, pelo contrário, sendo exposto a muito frio por muito tempo, afeta a qualidade do sêmen, porque a espermatogênese ocorre em uma faixa de temperatura bastante reduzida e quando sai O processo não foi realizado corretamente.

A maioria dos homens ignora o fato de serem inférteis, a menos que estejam dispostos a conceber uma criança, pois os sintomas às vezes não são evidentes e, quando o fazem, estão associados a outras doenças.

Assim, um homem infértil pode ter dor, inchaço e caroço nos testículos, infecções respiratórias recorrentes, ginecomastia e diminuição dos pêlos faciais e corporais, e esses problemas podem ou não estar associados à infertilidade.

A exposição a certas substâncias que atuam como desreguladores endócrinos, alteram o equilíbrio hormonal e são os principais responsáveis por problemas de fertilidade e, como veremos abaixo, o consumo de café, álcool e tabaco também tem um efeito negativo.

Café pode danificar a estrutura do esperma

Em um estudo recente realizado no Massachusetts General Hospital (54), foi demonstrado que a cafeína pode danificar o esperma no nível molecular, o que causaria problemas na qualidade do esperma de um homem.

Os investigadores responsáveis avaliaram amostras de um grupo de 105 homens, com uma média de 37 anos de idade, destinados a um tratamento de fertilidade assistido, mais especificamente, seu parceiro recebeu fertilização in vitro.

Os resultados mostraram que os voluntários que bebiam duas ou mais xícaras diárias de café forte por dia tinham apenas 1 em 5 chances de sucesso no tratamento, mas os homens que bebiam menos de uma xícara diariamente aumentavam a chance para 52%.

Segundo Anatte Karmon, um dos pesquisadores, o alto consumo de cafeína nos homens parece reduzir as chances de o casal ter uma gravidez clínica e, portanto, uma medida obrigatória para a fertilidade assistida é a nutrição adequada.

Mães fumantes podem tornar seus filhos estéreis

Há muito que está provado que fumar reduz a fertilidade masculina, causa impotência e danifica os espermatozóides, mas o que foi ignorado é que os filhos de mães fumantes também podem ter problemas para conceber um filho na idade adulta.

Em um estudo realizado na Universidade de Copenhague (55), foram analisados os embriões de mulheres que abortaram legalmente e verificou-se que nos fetos de mães fumantes havia 55% menos células germinativas, que formam o sêmen e os óvulos, e 37% menos células somáticas, das quais outras partes do corpo são formadas.

Também foi descoberto que a redução na quantidade de ambos os tipos de células está diretamente relacionada ao número de cigarros fumados diariamente e que esse efeito é mais intenso nos homens do que nas mulheres.

Em conclusão, crianças nascidas de mulheres fumantes podem ter problemas de fertilidade por terem um número menor de células germinativas e não se sabe se elas acabarão por recuperar toda a funcionalidade dos testículos.

Álcool piora a qualidade do esperma

Pesquisa publicada no British Medical Journal mostra que os jovens que consomem álcool regularmente têm uma qualidade seminal pior à medida que envelhecem.

Para provar isso, os cientistas usaram os dados de 1.221 homens com idades entre 18 e 28 anos, que realizaram um questionário sobre seus hábitos de consumo, especificando com que frequência o consumiam e a quantidade de bebidas. Depois de resolver essas questões, seu sêmen foi analisado juntamente com sua capacidade hormonal.

Bibliografía.

(53) Tina Kold Jensen, Mads Gottschau, Jens Otto Broby Madsen, Anne-Maria Andersson, Tina Harmer Lassen, Niels E Skakkebæk, Shanna H Swan, Lærke Priskorn, Anders Juul, Niels Jørgensen (2014) Consumo regular de álcool associado à redução de sêmen qualidade e alterações nos hormônios reprodutivos; um estudo transversal entre 1221 jovens dinamarqueses. Revista British Medical Journal. Disponível em: https://bmjopen.bmj.com/content/4/9/e005462

(54) L.S. Mamsen, Lutterodt, E.W. Andersen, S.O. Skouby, K.P. Sørensen, C. Yding Andersen, A.G. Byskov (2010) O tabagismo durante a gravidez precoce reduz o número de germes embrionários e células somáticas Human Reproduction, Volume 25, Edição 25, Edição 11, novembro de 2010, Páginas 2755–2761

(55) National post (2014) Consumo de café associado à infertilidade masculina, EUA estudo sugere. Disponível em: https://nationalpost.com/health/coffee-consumption-linked-to-male-infertility-u-s-study-suggests

Capítulo 30. Ginecomastia

Ginecomastia é o termo usado para se referir ao desenvolvimento excessivo da mama ou mama nos homens. Essa anormalidade física ocorre em resposta ao excesso de estrogênio, que é um hormônio predominantemente feminino e pouco testosterona, que é um número maior no sexo masculino.

Quando a ginecomastia é afetada, o tecido glandular da mama incha e forma um botão da mama, conhecido como hipertrofia da mama. Segundo a Sociedade Espanhola de Cirurgia Plástica Reconstrutiva e Estética (SECPRE), entre 40 e 60% dos homens de todas as idades, desde bebês a adultos mais velhos (57)

O que causa a ginecomastia?

Existem vários fatores que podem desenvolver essa condição, por exemplo, o uso de certos medicamentos, como prednisona, cimetidina e fenitoína. Também o uso de drogas quimioterápicas e antidepressivos.

A exposição a certas substâncias que alteram o sistema endócrino e o uso de substâncias psicotrópicas pode aumentar o desenvolvimento das mamas em um homem, além de incompatibilidades hormonais de sua idade.

Os adolescentes podem sofrer de ginecomastia devido às alterações sofridas pelo corpo, mas, neste caso, desaparecem por si só em um período de seis a vinte e quatro meses.

Em bebês recém-nascidos, um botão de mama pode ocorrer devido aos níveis de estrogênio da mãe e, nesse caso, também desaparece naturalmente após meio ano.

Nos homens adultos, a ginecomastia está associada a condições graves, como câncer de fígado ou pulmão, cirrose hepática, tireóide hiperativa e problemas hormonais.

Isso influencia o que é consumido?

Atualmente, não há evidências suficientes para mostrar que café, fumo e álcool podem gerar ginecomastia; no entanto, considera-se que o excesso de bebidas possa estar relacionado.

O consumo de álcool faz com que os níveis de testosterona nos homens diminuam e, como resposta natural do corpo, há um aumento no estrogênio, uma diminuição no desejo sexual e na impotência.

Acredita-se que a contaminação prolongada do corpo com álcool crie maiores oportunidades para o estrogênio se acumular e a ginecomastia se desenvolver, mas isso não foi demonstrado por estudos científicos.

Bibliografía.

(56) Saúde (2019) A ginecomastia, crescimento anormal da mama em um homem, afeta entre 40 e 60% dos homens. Disponível em: http://isanidad.com/146322/la-ginecomastia-es-el-crecimiento-anormal-de-las-mamas-en-un-varon-afecta-a-entre-un-40-y-60-de-hombres/

Capítulo 31. Disfunção Erétil

A disfunção erétil, também conhecida como impotência, é a incapacidade persistente de obter uma ereção ou mantê-la com a firmeza necessária para ter um relacionamento sexual. É um problema que afeta mais de 50% dos homens com mais de 40 anos, mas também pode ocorrer em jovens com cerca de vinte anos.

Em geral, um homem com impotência pode ter uma ereção em certas ocasiões, mas nem toda vez que deseja fazer sexo, ele também pode ter uma ereção, mas não pelo tempo necessário para concluir com êxito um relacionamento sexual, outros podem não ter um ereção. ereção em nenhum momento.

Ocasionalmente, ter problemas de ereção não é sinônimo de sofrer de disfunção erétil, apenas quando deixa de ser um evento pontual e se repete por um período mínimo de três meses é que deve ser considerado um problema de saúde, porque às vezes é um problema relacionado a outros patologias graves

O que causa a disfunção erétil?

Uma ereção é a resposta à excitação sexual masculina, um processo complexo no qual o cérebro, emoções, hormônios, nervos, músculos e vasos sanguíneos estão envolvidos, quando um desses fatores apresenta um problema, disfunção erétil.

Também pode ser o resultado de um problema de estresse crônico, ansiedade, consumo de certos medicamentos ou alguma doença física que torna a resposta sexual mais lenta, por exemplo, um problema no sistema circulatório, vascular ou endócrino.

Obesidade, diabetes tipo 2, aterosclerose, pressão alta, ligação externa do NIH da doença de Peyronie, lesão no pênis, medula espinhal, próstata, bexiga ou pélvis também podem causar esse problema. Alguns homens têm dificuldade em manter uma ereção à medida que envelhecem; no entanto, a velhice não é causa de disfunção erétil.

O café pode melhorar essa condição

Um estudo realizado pelo Centro de Ciências da Saúde da Universidade do Texas em Houston (58) descobriu que o café e, em geral, bebidas que contêm cafeína podem melhorar os problemas de impotência.

A investigação analisou informações do programa Pesquisa Nacional de Saúde e Nutrição, em que participaram 3.724 homens com mais de 20 anos de idade e com problemas de impotência. Destes homens, 40,9% estavam acima do peso, 30,7% obesos, 51% hipertensão arterial e 12,4% diabetes.

Os resultados da análise revelaram que aqueles que consumiam 2 ou 3 xícaras de café por dia tinham 42% menos chances de ter disfunção ou impotência erétil, independentemente de sua condição de saúde, em comparação com aqueles que não bebiam cafeína ou menos de um copo Este efeito não pode ser observado nos diabéticos do estudo.

Os pesquisadores não sabem qual é o mecanismo exato de ação da cafeína na disfunção, mas suspeitam que causam relaxamento das artérias do pênis e do músculo liso cavernoso, aumentando assim o fluxo sanguíneo e permitindo a ereção.

Tabaco e álcool não são amigos de ereções

O Boston Medical Group é uma aliança mundial de clínicas médicas especializadas no tratamento de disfunções sexuais masculinas e realizou uma investigação com 447 homens que sofrem de disfunção erétil, com idades entre 18 e 35 anos.

Em sua investigação, eles descobriram que em 62,5% dos casos a principal causa era o consumo excessivo de álcool, mesmo que não fossem pacientes alcoolistas. Eles explicam o seguinte: A bebida retarda, distorce e retarda a percepção e a resposta de nossos sentidos como reflexos, visão, audição e resposta sexual, pois deprime o funcionamento do sistema nervoso central. Essa é uma conseqüência direta do consumo de álcool, razão pela qual ocorre tanto na ingestão pontual quanto naqueles que mantêm o hábito, mas em alcoólatras esses distúrbios se tornam crônicos e, às vezes, irreversíveis.

Este estudo também revelou que o tabaco é responsável pela disfunção erétil em 16,5% e isso se deve à obstrução progressiva que causa nas veias e artérias, enquanto algumas drogas como cocaína, estimulante do sistema nervoso central, eles atuam como vasoconstritor, reduzindo o fluxo sanguíneo nas veias e artérias

Bibliografía.

(57) López DS, Liu L, Rimm EB, Tsilidis KK, por Oliveira Otto M, Wang R, Canfield S, Giovannucci E (2018) Ingestão de café e incidência de disfunção erétil. Revista Am J Epidemiol. 1 de maio de 2018; 187 (5): 951-959. doi: 10.1093 / aje / kwx304.

(58) (57) Boston Medical Group (2012) Disfunção erétil em homens. Disponível em: https://www.bostonmedicalgroup.es/estudios-disfuncion-erectil/alcohol-y-disfuncion-erectil-jovenes

Capítulo 32. Andropausa

Andropausa é a diminuição gradual da produção de testosterona. Geralmente se manifesta nos homens quando atingem os quarenta anos de idade e é um processo natural e lento de progressão, no qual se perde a capacidade de procriar, ou seja, engravidar uma mulher.

Essa condição está associada ao envelhecimento e não se manifesta em todos os homens da mesma maneira, pois alguns podem conceber uma criança mesmo aos 70 anos, outros podem não mudar e, por não ser um processo tão marcado e definido, A medicina não a estudou tão cuidadosamente quanto a menopausa, e os sintomas não são tão claros.

Um homem que passa pela menopausa sofre de distúrbios do sono, perda de cabelo genital, depressão, irritabilidade, falta de concentração, fadiga constante, dor de cabeça, baixo poder da ejaculação, diminuição da libido, diminuição da libido, couro cabeludo seco e suores noturnos e da pele .

Todos esses sintomas podem estar associados a outras condições de saúde ou incompreendidos com o estresse. Somente um teste hormonal mostraria que há uma diminuição do hormônio testosterona e que, após cinquenta anos, perde-se entre 1% a 2% a cada ano (60).

A andropausa pode ser acelerada ou atrasada?

A andropausa é um processo natural, pois todos os organismos vivos devem experimentar a cessação de suas funções reprodutivas como parte do ciclo normal da vida; no entanto, nem todos os homens se manifestam igualmente.

Em alguns homens, os sintomas da andropausa são acentuados e eles interrompem o desempenho de suas atividades, seu humor e vitalidade, de modo que o tratamento artificial é necessário para aumentar seu nível hormonal, mas isso é feito com base nos níveis basais que O paciente teria a idade dele.

Alguns fatores podem afetar negativamente o processo e tornar os sintomas mais irritantes, e alguns deles:

- Ansiedade, estresse e depressão.
- Maus hábitos e um estilo de vida saudável.
- Obesidade e excesso de peso
- Doenças crônicas como diabetes e hipertensão
- Problemas na função do hipotálamo

Não há evidências de que o consumo excessivo de café, álcool e tabaco tenha um efeito negativo sobre os homens com andropausa; no entanto, as recomendações médicas gerais sempre visam a moderação, especialmente quando se trata dessas substâncias que podem causar outros efeitos colaterais.

Bibliografía.

(59) Marina García (2018) Andropausia, a menopausa masculina. Disponível na revisão digital:https://www.webconsultas.com/tercera-edad/la-salud-del-mayor/en-que-consiste-la-andropausia

Epílogo: alertas e recomendações

Como foi comentado no início do livro, não é fácil estabelecer uma dose única de café ou álcool ou afirmar ao paciente: "você pode beber com calma", porque em alguns casos essas substâncias não são responsáveis por uma doença específica, mas em outros.

Quando olhamos em volta, podemos ver pessoas cuja ingestão de café ou álcool é muito maior do que a mencionada nos estudos citados e parecem estar longe de sofrer a doença, como é o caso de idosos que tiveram muitos crianças e sua fertilidade não foram afetadas pela ingestão excessiva de café.

A ciência busca apenas uma solução para os problemas de saúde que estão se tornando mais frequentes todos os dias em nossa sociedade e os estudos de hoje são feitos para pessoas que viviam em condições diferentes das de muitas décadas atrás, portanto, não é surpreendente que coisas difíceis de acreditar estão atualmente demonstradas.

No caso dos cigarros, poderíamos dizer que é a única substância que devemos evitar, uma vez que contém tantos produtos químicos tóxicos que dificilmente obteríamos algo benéfico com ele, também não é necessário.

Se seu desejo é beber café e álcool com moderação, lembre-se de levar em consideração o seu estado de saúde atual, as doenças descritas neste livro e a recomendação do seu médico de família. Se você monitorar constantemente sua saúde, manter hábitos saudáveis, beber com moderação e ocasionalmente não afetará sua saúde com o aparecimento de qualquer patologia ou distúrbio.

Sobre o autor

Mario Vega Carbó

- médico cubano formado em 1994.
- Especialista em Endocrinologia e Medicina de Família.
- Mestre em Longevidade e Ultrassonografia.
- Professor de fisiopatologia médica.
- Amante de fazer o bem, família e natureza.

Outros livros do autor

1. Uma abordagem da Endocrinologia Natural
2. Alertas Endócrinos: Salvando Vidas
3. ABC do Endocrinologista, para os não especialistas
4. Receitas do seu endócrino
5. Onde rainha dos hormônios ... histórias curtas
6. Mitos alimentares, visão do endocrinologista
7. S.O.S Toxinas hormonais, verdades nuas
8. Vitamina D: um hormônio onipresente?
9. Hormônios, exercícios e corpo físico
10. Obesidade, diabetes, tireóide e S.O.P

Disponível em 10 idiomas!

Redes sociais:

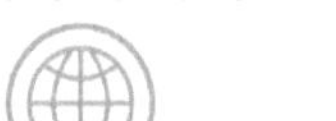
drvegaendocrino.com
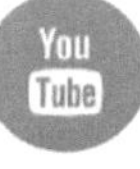
Dr. Mario Vega - Tu Endocrino Online

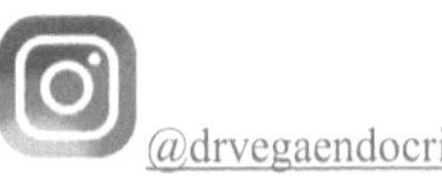
@drvegaendocrino
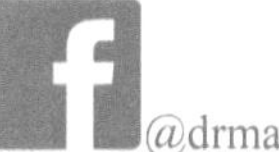
@drmariovegaendocrinologo

Sinopse

"Uma bebida esporádica não machuca ninguém... uma xícara de café da manhã é o que eu preciso para começar o meu dia... o cigarro me deixa magro...", algumas dessas idéias podem estar presentes em nossas conversas diárias com amigos, Mas a realidade é que todos esses compostos são drogas legais cujos efeitos podem ser mais prejudiciais do que benéficos sob certas condições.

Para esclarecer essas dúvidas, o Dr. Mario Vega Carbó apresenta **"Café, tabaco e álcool: seus distúrbios metabólicos e hormonais"** , um livro com todas as explicações necessárias para saber quais são os reais benefícios das drogas sociais mais populares do mundo.

Neste texto, analisaremos as possíveis causas e conseqüências gerais para a saúde, especificamente sobre os distúrbios metabólicos e hormonais dos hábitos de consumo de café, tabaco e álcool em pessoas saudáveis, com risco à saúde ou com algumas doenças nutricionais, endócrinas ou reprodutivas.

Em apenas quatro seções, com mais de trinta capítulos, aprenda verdadeiramente o que você consome e quais são os efeitos, conheça todos os segredos do café, tabaco e álcool, neste novo livro do **Dr. Mario Vega Carbó.**

www.ingramcontent.com/pod-product-compliance
Lightning Source LLC
LaVergne TN
LVHW101924220826
846093LV00009B/359

* 9 7 9 8 6 2 5 9 2 8 4 9 6 *